关节健康
科学养护

主 编 张保中

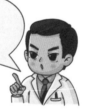

关节健康养护
从本书开始……

中国健康传媒集团
中国医药科技出版社

内容提要

关节退行性病变、不良生活习惯、不科学运动等都是引起关节问题的因素，本书分为关节健康需引起重视、关节不适表现及危险因素、认识关节及关节健康、关节健康的科学养护四个部分，以通俗易懂的语言、图文并茂的形式介绍了造成关节不适的表现和原因，以及如何通过"疏通、润滑、修复"从根本上缓解和改善关节问题。关节陪伴着我们生活的每一天，关节健康不容忽视，希望读者通过阅读本书能更全面地认识关节健康问题，从而更科学地养护关节，享受美好生活。

图书在版编目（CIP）数据

关节健康　科学养护 / 张保中主编 . —北京：中国医药科技出版社，2020.7
ISBN 978 - 7 - 5214 - 1911 - 5

Ⅰ . ①关… 　Ⅱ . ①张… 　Ⅲ . ①关节疾病－防治 　Ⅳ . ① R684

中国版本图书馆 CIP 数据核字（2020）第 118009 号

美术编辑 　陈君杞
版式设计 　北京兰卡宏图图文设计有限公司

出版　**中国健康传媒集团** | 中国医药科技出版社
地址　北京市海淀区文慧园北路甲 22 号
邮编　100082
电话　发行：010-62227427　邮购：010-62236938
网址　www.cmstp.com
规格　880 × 1230mm $^1/_{32}$
印张　3 $^5/_8$
字数　65 千字
版次　2020 年 7 月第 1 版
印次　2020 年 7 月第 1 次印刷
印刷　北京盛通印刷股份有限公司
经销　全国各地新华书店
书号　ISBN 978-7-5214-1911-5
定价　**25.00 元**

获取新书信息、投稿、为图书纠错，请扫码联系我们。

关节是我们人体内最复杂的结构之一，人体共有143个不同的关节，大至膝关节，小至趾关节，都是我们完成身体动作的复杂单元。无论在站立或者行走的过程中，都需要关节去减震缓冲。正是这些神奇的结构，才保证了人体运动和动作协调。

许多人在日常生活中，阴雨天、上下楼、长时间走路或运动时，总会有关节酸疼、异响、僵硬、肿胀等诸多问题，困扰和影响着正常生活和工作。特别是50～70岁和70岁以上人群，关节问题出现率分别约为50%和80%。近年来随着"跑步热""健身热"，关节问题发生率也逐年上升，且日趋年轻化。

我们正常的关节气血经络通畅，滑液饱满润滑，软骨完整光滑，关节在活动时灵活无阻。但随着年龄的增长、运动损伤以及风寒湿等邪气的影响，关节的气血经络开始变得不通畅，关节腔内滑液开始流失，导致润滑性下降，关节的软骨开始出现磨损，变得粗糙不光滑，弹性下降，从而造成关节酸疼、异响、僵硬、肿胀等诸多问题。要从根本上缓解和改善关节问题，需进行科学养护。不仅需要疏通淤堵的气血，同时也需要提高关节的润滑度，修复退化和受损的关节软骨，"疏通、润滑、修复"三者缺一不可。

因此，在日常生活中，可以通过食用具有"疏通、润滑、修复"关节作用的食材或产品来濡养关节，并且配合康复锻炼、恰当运动、物理保健及良好生活习惯来科学养护关节。

关节陪伴着我们生活的每一天，关节健康不容忽视，本书旨在通过简单易理解的语言和图文并茂的方式向广大读者传播相关健康知识，提醒各位读者要有意识地保护关节，科学养护。最后祝愿各位读者身轻松、心飞扬，享受美好生活。

编者

2020 年 4 月

目　录

特别章 骨关节炎治疗简介

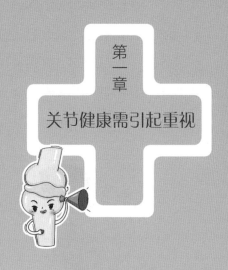

第一章

关节健康需引起重视

关节的作用

人体共有 143 个不同的关节，其中部分关节就像铰链、杠杆和减震器一样，帮助我们完成千百种日常的动作。大至膝关节，小至趾关节，都是我们完成身体动作的复杂单元。这种神奇的结构紧密连接骨骼，使人体动作协调，同时保证骨骼活动时的平稳柔和，从而不会出现粘连或摩擦的情况。

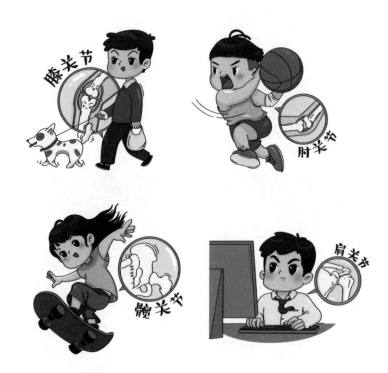

关节不适的普遍性

　　受人口老龄化、人均寿命延长等因素影响，越来越多的人面临关节不适的风险，由于不良饮食、生活习惯以及身体长期劳损或运动损伤等因素，导致关节健康问题变得愈发严峻。

　　过去，关节健康问题多发生在中老年人身上，主要由于关节退行性病变所致。而现今，由于久坐、伏案、玩手机等不良的生活习惯，关节健康失衡逐渐波及年轻群体。近年来，随着"跑步热""健身热"，由于不科学运动或过度运动所带来的关节问题发生率也逐年上升，且日趋年轻化。

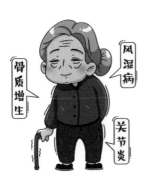

关节退行性病变

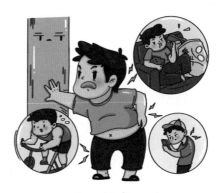

关节健康失衡

事实上，关节的退行性改变自 20 岁后便开始了，起初大多无明显的症状，往往不易被发现，随着年龄增长，关节退变逐渐加重，至 35 岁以后，数十年关节运动不断产生的压力使关节软骨表面破坏和磨损。研究显示，仅仅在 40 岁以上的人群中就有约 90% 的人于 X 线检查中可观察到软骨退变的迹象。

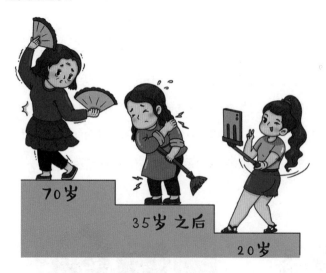

在我国，50 ～ 70 岁及 70 岁以上人群的关节问题出现率分别为 50% 和 80%，且多见为女性。

关节不适的危害

关节不适会影响人们的正常生活，据统计，约有 25% 的关节疾病患者无法进行正常的日常活动，至少有 50% 的类风湿关节炎患者在发病后 10 年内无法继续从事有收入的工作，严重影响了患者的生活品质。

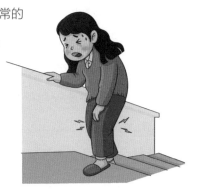

特别对于运动爱好者来说，若出现关节不适，将不得不减少或放弃个人爱好，社交活动也会受到一定影响。关节不适往往使人产生情绪低落、抑郁、焦虑等心理问题。

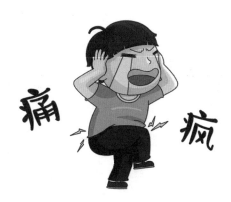

痛 疯

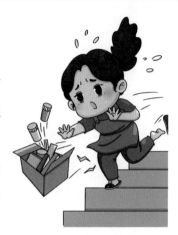

长期关节不适可能发展成骨关节炎，使死亡风险高于正常人群。关节疾病治疗需要长期服用非甾体类抗炎药物，所产生的副作用也会影响寿命。研究数据显示，60岁以上人群中骨关节炎致残所造成的预期寿命损失男性为0.27年，女性为0.48年，此数据仍在逐年攀升。

骨关节疾病需要长期花费大量治疗费用，给患者、家庭和社会带来了沉重的经济压力。对关节问题医疗费用的调查显示，仅北京市膝骨关节炎患者的直接花费就达8858±5120元/年，由关节问题导致的旷工、残疾、工伤赔偿费等间接费用更是不可计数。而且手术、药物等常见治疗方式的副作用也会在一定程度上损伤患者的身体，使得治疗效果甚微。

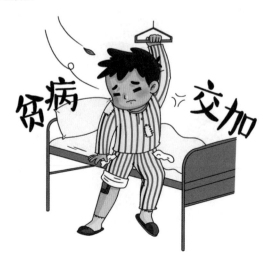

关节问题不仅严重影响了人们的生活质量、生命安全、心理健康，也给维护国民健康和经济发展造成了巨大的负担，如何有效应对关节问题已经成为全世界人民共同面对的公共卫生课题。

现状及应对政策

世界卫生组织预估，到 2025 年，全球患骨关节炎的患者数将超过数亿人，发病率之高仅次于心血管疾病，严重影响全世界人口的生存质量。每年的 10 月 12 日，是"世界关节炎日"，骨关节健康已成为全世界共同关注的焦点问题。

我国有些地区已将骨性关节炎纳入门诊慢病医保范畴，2019 年最新的健康扶贫政策也将关节病纳入重点病种。目前的治疗策略更多地针对有症状的关节疾病患者，对限制疾病进展的作用有限，尤其忽略了一些未出现明显症状的年轻群体，忽视了科学合理的早期预防和日常关节保养的重要性。毕竟治疗只能缓解疼痛、延缓疾病进展，通过矫正畸形、改善或恢复关节功能的治疗手段，可以在一定程度上提高患者的生活质量，但并不能根本治愈。发展到严重的情况时，往往需要进行关节置换手术。关节感染是对关节假体使用威胁最大、最凶险的因素，一旦出现术后感染，造成关节疼痛、功能障碍，往往是灾难性的。若关节感染控制不住，只能进行翻修手术甚至将假体取出，会严重影响患者生活质量。另外，肥胖、骨质疏松、术前下肢内外翻畸形程度、关节活动功能、下肢骨性结构、骨缺损程度、是否合并影响下肢肌肉力量的疾病、术后康复锻炼，都会影响手术后的假体存活率。如果需要进行术后翻修，患者将不得不承受再次手术的痛苦和昂贵的手术费用。

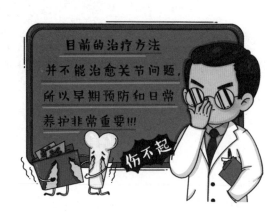

目前的治疗方法并不能治愈关节问题，所以早期预防和日常养护非常重要！！！

伤不起

　　《"健康中国 2030"规划纲要》中指出，推进健康中国建设，要坚持预防为主，强化早诊断、早治疗、早康复，更好地满足人民群众健康需求。因此，针对骨关节定制的关节保养方案和健康的生活方式是科学养护关节的重中之重。《健康中国行动（2019—2030 年）》提出的合理膳食行动中，鼓励全社会共同参与"三减三健"，其中就包括"健康骨骼"。

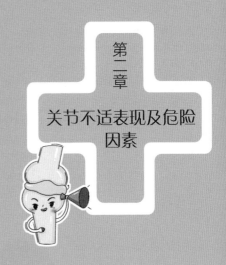

第二章

关节不适表现及危险因素

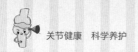
　　科学的关节养护可以帮助我们更好地预防和解决关节问题，但大部分人在没有出现关节不适症状时往往会忽略关节健康问题。很多关节问题初起隐匿，难以被察觉，所以了解和识别身体释放出的危险信号，有助于我们及时发现关节存在的不健康问题，做到早发现、早养护。

关节不适的具体表现

　　关节不适可发生于全身多个关节，但主要是膝关节、髋关节、手关节、颈椎、腰椎和肩关节等。

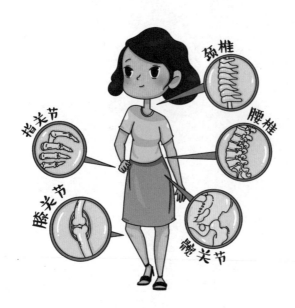

主要表现

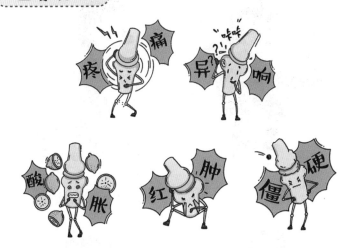

主要发生场景

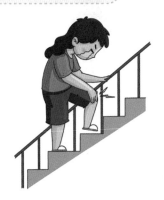

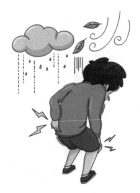

爬楼梯或爬山   阴雨天或换季

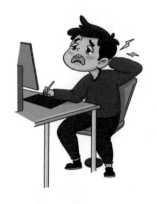

久坐　　　　　　做家务（如擦地）

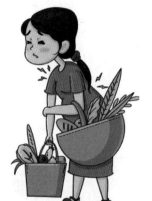

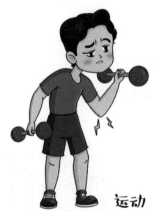

提重物　　　　　　　　　　运动

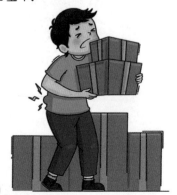

搬运重物

- 疼痛

关节疼痛是关节不适或骨关节炎最常见，也是最主要的症状，是最能体现关节出现问题的关键信号，也是大部分功能活动障碍的因素。关节疼痛特点如下。

- 相对局限和隐袭，仅限于受累的关节，早期关节有轻度至中度疼痛。

- 在关节活动后加重，尤其是在负重活动后疼痛更加明显，休息后疼痛减轻。

- 疼痛程度随着病程延长而逐渐加重，即由间断性疼痛变为持续疼痛。严重时，休息或治疗也不能缓解疼痛。

- 有时会因为外界环境的变化而变化，如潮湿和气压改变可加重疼痛。

疼痛的程度往往在一定层面上反映了关节问题的严重程度，与关节问题的进展有一定的关系，可以用 VAS 疼痛评分标准进行自我评估。

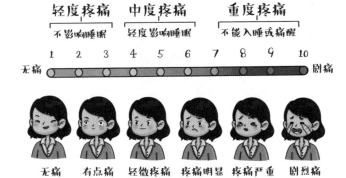

VAS疼痛评分标准

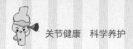
- **异响**

  随着关节受损严重，关节活动时会出现骨擦音（指关节活动时能触及关节内嘎吱或噼啪的感觉），主要由于关节软骨破坏、关节表面粗糙，或关节内碎屑所致，有时伴有关节局部疼痛。

- **僵硬**

  关节僵硬一般发生于晨起时或关节静止一段时间后，表现为受累关节僵硬及黏着感，通常程度较轻，经活动后可缓解。一般持续数分钟至十几分钟，很少超过半小时之久。

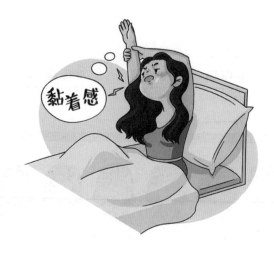

- 肿胀

随着关节受损严重，会出现关节周围的局限性肿胀。关节受损严重程度增加，会出现弥漫性肿胀、关节囊增厚或伴有关节积液等。

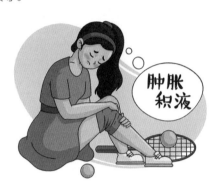

- 小测试

在以下场景中，您有出现关节不适的表现吗？

序号	场景	表现
1	久坐	腰背疼痛，下肢放射痛、强直、沉重无力，屈膝下蹲或起身活动困难、麻木
2	久站、久走	屈膝下蹲或起身活动困难，膝关节麻木
3	梳头发、化妆	肩关节活动受限（不能上举、后伸、外展、内收等）、疼痛、无力、肌肉萎缩
4	爬楼梯、爬山	膝关节无力、沉重、疼痛、屈曲困难、强直，关节卡顿、绞索
5	阴雨天、换季	关节（膝关节、肩关节、肘关节、髋关节、四肢小关节）疼痛、酸楚、肿胀、黏着感
6	负重、提物	膝关节疼痛、无力、摩擦感、挤压感；髋关节疼痛、弹响，关节卡顿、僵硬，弯腰困难；腰背酸痛，下肢放射痛、强直，腰椎关节挤压感

续表

序号	场景	表现
7	跑步、打篮球、踢足球	膝关节弹响、疼痛、肿胀、僵硬、无力,肌肉痉挛
8	做家务(拖地、擦洗)	下蹲困难,强直,膝关节疼痛、活动受限、肿胀,易疲劳;肘关节活动受限、疼痛、弹响、僵硬、肿胀,肌肉痉挛、无力,肌肉萎缩
9	长时间打字、玩电脑	颈部酸痛、强直、转侧困难,反复落枕,肩部、上臂及手指放射痛

关节健康的危险因素

影响关节健康的因素主要表现在年龄、超重或肥胖、性别、损伤、运动、职业、饮食、发育、遗传及生活工作环境等多个方面,对危险因素的了解有利于我们进行正确的自我识别,判断自己是否为关节问题的高发人群,正视关节健康问题。

- **年龄**

年龄是影响关节健康最主要的危险因素,骨关节炎主要发生在中老年人中。关节退变自 20 岁后便开始了,随年龄增长而加重,至 35 岁以后,退变愈发明显,60 岁以上的人群基本全部面临着不同程度的关节问题。为什么年龄是高危因素呢?

● 关节不适早期症状不明显且发展较缓慢，在年轻时遭受过的损伤可能数年后才会出现症状，然后发展为关节炎。

● 从生物力学来讲，随着年龄的增长，反复机械磨损导致关节损伤。

● 从新陈代谢来讲，随着年龄增长，软骨细胞减少，软骨基质退变，导致关节损伤。

● 从生理功能来看，老年人由于神经系统感觉传导功能减退，尤其是关节感受功能、平衡和协调功能降低，可能更易导致关节损伤。

● 从身体功能来看，随着年龄的增长，肌肉减少及力量减退，使关节缺乏稳定性，易受损。

● 骨质疏松、营养吸收不良及女性雌激素缺乏等老年性退变，也容易造成关节受损，最后发展为炎症。

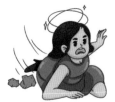

年轻时损伤

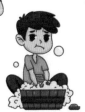

反复机械磨损

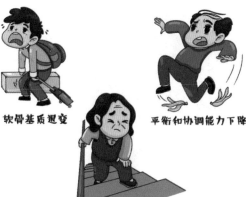

软骨基质退变

骨质疏松

平衡和协调能力下降

- 肥胖

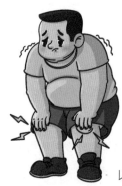

身体重量的增长可明显增加膝关节不适或骨关节炎的发生。超重或肥胖带来关节不适的主要原因是增加了膝关节等负重关节的应力负荷，另外，肥胖者脂肪代谢全身性因素可能导致脂肪细胞因子水平升高以及相关的促炎症反应。

因此，减肥是关节问题有效的改善方式，对减轻关节疼痛、改善身体功能和活动能力以及身体素质均是有益的。

- 性别

较男性而言，女性膝关节、髋关节和手部关节的关节疾病发病率较高，且发病率在绝经前后明显提高，可能是激素因素在关节问题发展中起作用的结果。另外，肌肉力量、软骨体积、骨质含量和流失速度等因素在男性和女性之间的差异也是影响因素。

重点保护

宝宝心里苦！

- 损伤

外伤或职业运动员重复、紧张和高强度的体育活动带来的损伤是影响关节健康的最明显、最严重的危害因素。影响关节健康的主要损伤表现如下。

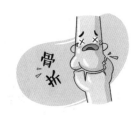

●骨折：在骨折后复位不好时，关节面对合不全会引发关节不适。

●关节周围软组织损伤：韧带断裂会使关节不稳，软骨发生退变。

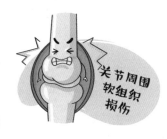

●反复关节负荷引起的损伤：关节软骨及其附属组织的健康需要规律的关节负荷，如果负荷的频率超过所能承受的范围，则容易造成关节不适。

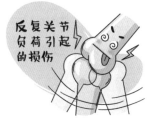

●高强度冲击负荷造成的损伤：如果负荷的强度超过所能承受的范围，则易造成关节不适。如橄榄球和篮球运动就特别容易造成膝关节骨关节炎。

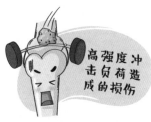

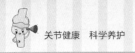
- 运动

当关节运动频率及强度超过关节承受范围时，会使关节受到损伤，如对抗性或竞技性非常强的运动（如足球、橄榄球、

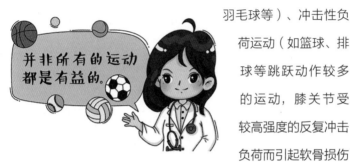

羽毛球等）、冲击性负荷运动（如篮球、排球等跳跃动作较多的运动，膝关节受较高强度的反复冲击负荷而引起软骨损伤和关节磨损）、反复的负重运动（如举重）以及部分"习以为常"的运动（如快走、登山等运动，对于膝关节而言属于反复冲击负荷，行走时膝关节承受的应力是体重的 4～5 倍）。

因此，并非所有的运动都是有益的，对于经常进行下肢运动为主的有氧运动人群来说，潜在地存在"牺牲膝关节，换取心肺功能"的问题。

- 职业

关节损伤与职业也密切相关，尤其是体力劳动者、运动员和文艺演员等，比其他职业的人群更容易发生关节健康问题。

每 7 例骨关节炎病例中就有 1 例归因于工作。劳累、重复的身体动作或特殊的工作姿势均会导致非生理上的压力。

如经常提 12.5 千克以上物品的工人，膝关节骨关节炎的发病率就会显著增加。

身体深度弯曲的职业活动，如跪姿或蹲姿，增加了膝关节和髌股关节不适的发生率；长时间的举重和站立工作，容易使髋关节发生不适；手部关节不适在需要增加手的灵活性职业的人群中更常见。

因此，体力劳动者、舞蹈艺术家、运动员、其他经常重复性磨损关节的职业群体，是发生关节不适或发展成骨关节炎的高风险人群。

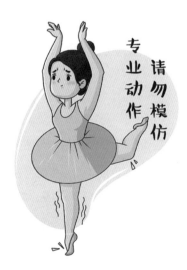

● 饮食

不正确的饮食习惯和胃肠道慢性疾患的人群存在营养不良、养分摄入不足、吸收不畅等问题，影响了关节健康。

在关节受到较大的冲击或负荷时，软骨下骨可以协助软骨吸收震荡、减少冲击，保护软骨使其不易受损，但同时软骨下骨自身若太脆，变形能力差，则容易造成软骨下骨微骨折，引起疼痛等关节不适。因此，需要日常补充钙、胶原蛋白等营养物质的摄入以增加骨的韧性。

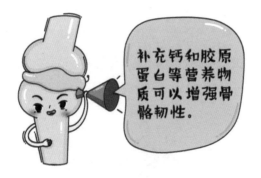

- 失用

　　长期石膏固定、卧床及缺乏锻炼，可使关节软骨出现失用性萎缩，软骨蛋白多糖合成停滞，生物力学性质发生变化而易出现损伤。

- 发育

　　骨排列不齐尤其是膝关节的异常对齐，一定程度上增大了骨间压力、加速了关节结构的退化程度，膝内翻（"O"型腿）和膝外翻（"X"型腿）的人群有更大的风险罹患膝关节疾病，其进展也比普通人更迅速。

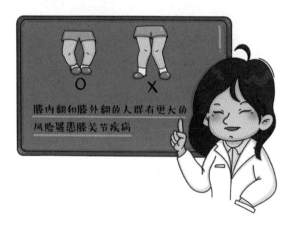

- 遗传

　　许多基因可能在关节问题的发生中起作用，这就是部分骨关节病患者有家庭聚集倾向的主要原因。有研究称，在膝关节炎中，遗传因素占40%，而在髋关节和手部关节炎中，遗传因素则占60%。

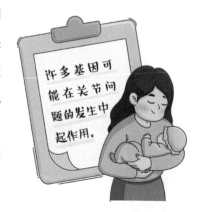

- **工作生活环境**

　　从中医学角度来讲，长期处于潮湿、阴寒的工作及生活

环境中，会增加"邪气入侵"的机会，不利于关节健康。

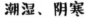

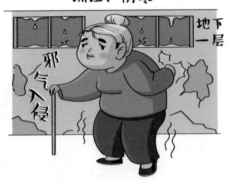

关节不适的高发人群

　　根据关节高危因素，结合工作及生活习惯等特点，可将

高发人群归为四类，分别是上班族、中老年人、家庭主妇和

运动爱好者。

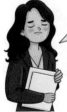

上班族

久坐（活动不足）、熬夜、关节退化；饮食不良；肥胖；体力劳动者、舞蹈艺术家及重复性磨损关节的职业群体；处于恶劣的工作生活环境

您有以下情况吗？

☐ 爬楼梯当运动

☐ 熬夜、吸烟、生活不健康

☐ 天冷不穿秋裤

☐ 露脚踝

☐ 贪凉（吹空调、吃冷饮）

☐ 碳酸饮料、咖啡不离手

☐ 长期保持同一姿势（看手机、久坐）

您有以下情况吗?

□ 跳广场舞、踢毽子
□ 拎重物
□ 打麻将、打牌
□ 坐姿不正确
□ 走路过多
□ 长期抱孩子
□ 久坐看电视
□ 外出活动减少

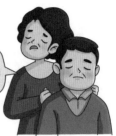

中老年人

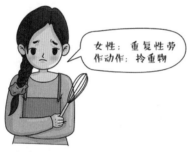

家庭主妇

您有以下情况吗?

□ 长期抱孩子
□ 穿高跟鞋
□ 长期保持同一姿势
□ 常用冷水
□ 拎重物(书包、采购商品)
□ 家务过重

您有以下情况吗?

□ 运动损伤
□ 运动过量
□ 运动前热身不充分
□ 运动后不拉伸
□ 长期进行对抗性运动
□ 生活不规律

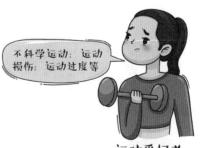

运动爱好者

上班族、中老年人、家庭主妇、运动爱好者等均会有一些增加产生关节不适风险的日常生活习惯，需要特别关注关节健康。值得注意的是：这些习惯可能不是引发关节疾病的根本原因，但可能增加产生关节不适的风险，加剧关节病理改变，加重关节炎症状。

因此，我们平日要注意调整一些不良的生活习惯。行走的动作对膝关节而言是反复冲击负荷，行走时膝关节承受的应力是体重的 4 ~ 5 倍，应尽量避免过长时间行走。而久坐、久站、长时间同一姿势不运动也会影响关节健康，此时关节内的滑液无法通过运动挤压进入软骨，软骨得不到营养，关节周围的肌肉组织也会日渐萎缩，长期如此，也易引发关节问题。

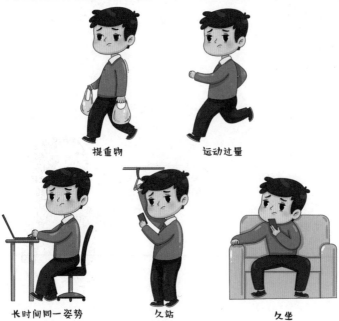

提重物　　　　　　　　运动过量

长时间同一姿势　　　　久站　　　　　　久坐

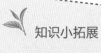知识小拓展

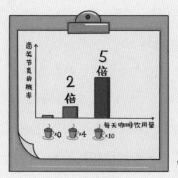

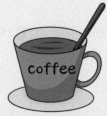

每天喝多杯咖啡的人患关节炎的概率比不常喝咖啡的人高几倍

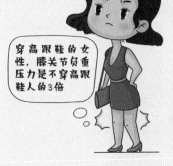

穿高跟鞋的女性，膝关节负重压力是不穿高跟鞋人的3倍

穿高跟鞋下楼时，膝关节负重压力是不穿高跟鞋人的7~9倍

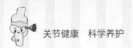

关节健康自我评估方法

● 关节出现问题时会释放哪些信号

当关节部位出现以下症状时，说明关节已有异常或患病风险，需要及时采取措施。"疼痛"是最能说明关节出现问题的关键信号。不同程度的疼痛说明关节问题处于不同时期，即轻度的疼痛代表关节问题初期阶段，以此类推。

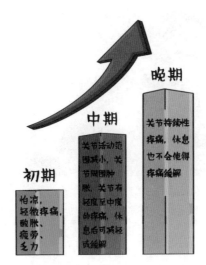

晚期
关节持续性疼痛，休息也不会使得疼痛缓解

中期
关节活动范围减小，关节周围肿胀，关节有轻度至中度的疼痛，休息后可减轻或缓解

初期
怕凉，轻微疼痛，酸胀、疲劳、乏力

对于不同关节，多在以下场景中有关节疼痛的表现，日常需要多加观察与注意，做到早发现、早关注、早治疗。

关节部位	场景
膝关节	上下楼梯、爬山；跑步 / 打篮球 / 踢足球；负重；阴雨天 / 换季；久站 / 久走；久坐
肩关节	穿脱衣服；解内衣；擦屁股
肘关节	拧毛巾；拧瓶盖；拎重物
髋关节	跷二郎腿；上下楼梯、爬山；跑步 / 打篮球 / 踢足球；负重；阴雨天 / 换季；久站 / 久走；久坐

● 您的关节健康吗？快来"测"究竟

为了能够帮助大家简单、便捷地了解自身的关节状况，我们为四大关节（膝、髋、肩、肘）设计了实用的自测方式。搭配国际通用的 VAS 量表，不仅能帮您判断关节是否异常，还可了解关节问题的程度如何。

膝关节

❶ 做下蹲起立动作，观察膝部情况

❷ 做上下楼梯动作，观察膝部情况

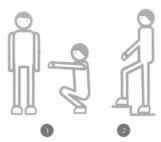

髋关节

① 做下蹲起立动作，观察髋部情况

肘关节

① 手做拧毛巾动作

② 手能伸直，并能搭在肩上

③ 水平伸直胳膊，先手心向上，再向下翻动手掌（与肩关节测试同一
　 动作）

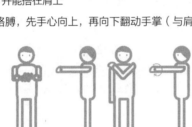

肩关节

① 胳膊抬起来从正面摸到后脑勺，从后面摸到肩胛骨下角 / 腰带

② 胳膊抬起来绕过头顶摸到对侧耳朵

③ 水平伸直胳膊，先手心向上，再向下翻动手掌

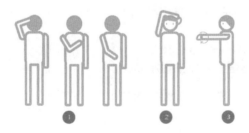

结合描述，根据 VAS 量表进行 1 ~ 10 的评分

得分越高，关节问题越严重									
描述	容易做到		有一点点困难/有摩擦音		有一点痛感		疼痛、难以做到		
得分	1	2	3	4	5	6	7	8	9	10

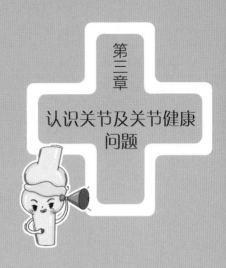

第三章

认识关节及关节健康问题

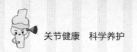

关节结构

　　骨与骨之间的连接称为关节，关节一般由相邻的两骨相对而形成。关节的基本结构有关节面、关节囊和关节腔。

　　关节面：关节两骨的相对面称为关节面，其表面有一层关节软骨覆盖。

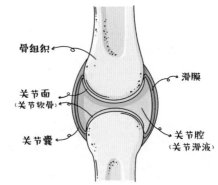

　　关节囊：关节周围由致密结缔组织形成的包囊，其两端附于关节面周围的骨面并与骨膜融合，外层为纤维层、内层为滑膜层。

　　关节腔：由关节囊的滑膜层和关节软骨共同围成的腔隙，腔内含有滑液。

　　除了这些基本结构，部分关节还有一些辅助结构（如韧带、关节盘、半月板等），他们各司其职又具有协同作用，共同维护关节的牢固、稳定和灵活。

- ## 关节软骨

关节软骨特性

关节软骨，属透明软骨，通过软骨下骨与骨头相连接。软骨表面光滑，可减少运动时发生的摩擦。软骨是由软骨细胞、蛋白多糖、胶原纤维、水等主要成分形成的海绵状立体结构，富有弹性和抗力，具有承受负荷和吸收震荡等作用，可减轻运动时的震动和冲击。关节软骨的生理特点如下。

关节软骨的营养及新陈代谢：关节软骨内缺乏血管、神经和淋巴系统，其营养依赖于滑液扩散。关节运动时产生压力有利于营养物质在滑膜和软骨基质内的扩散。关节运动还可以刺激软骨细胞新陈代谢，增加蛋白多糖的合成。关节制动（失用）会降低软骨细胞的新陈代谢率，导致蛋白多糖的合成减少和软骨量的下降。

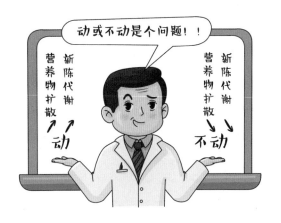

关节软骨的机械特性：关节软骨具有弹性，对运动时的震动和冲击起到缓冲作用。关节软骨表面非常光滑，在关节滑液的作用下，关节软骨间磨擦系数小于冰与冰之间的滑动摩擦系数，明显低于人工关节。关节运动灵活性程度甚至比钢轴承的活动容易 100 倍。

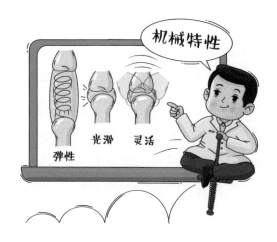

关节软骨的老化：软骨细胞的数量在 20 ～ 30 岁时达到稳定，之后其总体密度维持在一个稳定状态。随着年龄的增长，软骨细胞数量逐渐减少。随着软骨的老化，胶原蛋白减少，蛋白多糖数量及构成也产生变化，使得软骨的弹性下降，致使关节软骨变得更加脆弱易碎。

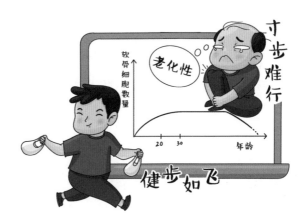

因此，保持关节软骨完整性、光滑度及润滑性，是维持关节健康的重要因素；阻止或缓解软骨细胞、胶原蛋白及蛋白多糖的减少或变化，是维持关节年轻的重要因素。关节软骨一旦损伤就不易修复，并且损伤后会导致关节面不光滑，由此进一步加快关节退变，出现骨关节炎等疾病。

关节软骨组成

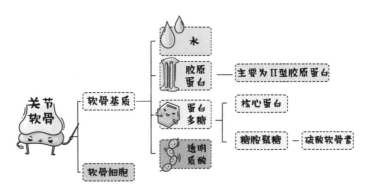

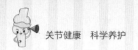

关节软骨在关节运动中起到承载负重、减少摩擦、抗磨损的作用，主要是由其组成和结构所赋予的。关节软骨可以被视为浸泡在有组织液中的一种纤维强化的多孔高渗透性负荷材料，具有黏弹性、方向依赖性和非线性的力学特征。关节软骨基本组成成分是软骨基质（细胞外基质）和软骨细胞。其中软骨细胞约占关节软骨总容量的 1%。

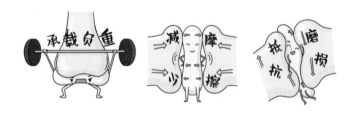

关节软骨在关节运动中的作用

关节软骨基质

关节软骨基质主要由水（占 80%）、胶原蛋白（占软骨干重的约 75%，推算占湿重的 10% ~ 30%）、蛋白多糖（占软骨干重的 20% ~ 30%，占湿重的 5% ~ 10%）、透明质酸组成。其中胶原蛋白 90% 为 II 型胶原蛋白，蛋白多糖可与透明质酸形成聚合物。

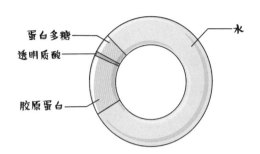

蛋白多糖

透明质酸

胶原蛋白

水

关节软骨基质的组成

关节软骨中的水，除了给予软骨细胞正常的代谢环境以外，还可反应性地将承受的负荷通过液压和液体流动的能量予以分散。软骨内约 1/3 的水分存在于细胞内，其余的与胞外基质蛋白质相结合，主要与蛋白多糖及透明质酸相结合，保持如此高的含水量和持水性有助于软骨得到充分润滑。

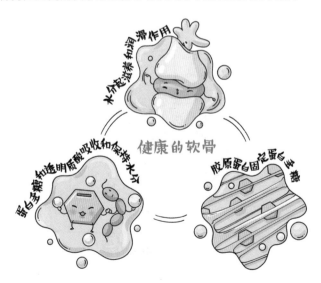

假想软骨是由无数"绳索"上下左右纵横交织在一起而组成的。它的"绳索"就是坚韧、索状的胶原蛋白，以合适的角度互相交叉重叠。蛋白多糖和透明质酸缠绕在胶原"绳索"上下周围，将自身固定于胶原"网"内。蛋白多糖携带大量的负电荷，具有很强的亲水性，能够吸收和维持多达自身很多倍的水分，润滑营养软骨，并可通过负电荷间的排斥力增加关节软骨的弹性。因此，保持胶原蛋白、蛋白多糖和透明质酸的含量及结构稳定是维持关节健康的重要因素。

软骨中的水分是帮助减震的物质，就像水床里的水一样。如果软骨受损，或破坏软骨的酶分泌过多，"网"就会被削弱和磨损，蛋白多糖失去控制而四散或被消化。没有这个"网"结构，没有吸水的成分，软骨就会丧失减震功能，更容易出现裂缝，甚至完全磨损。

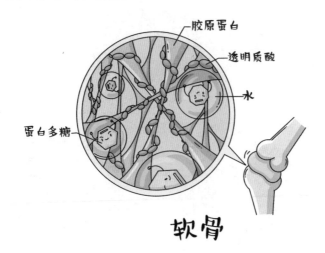

软骨

胶原蛋白

软骨组织中的胶原蛋白主要为Ⅱ型胶原蛋白，在关节软骨表层内含量最高，其分布由软骨浅层至深层，逐渐减少。胶原纤维在表层内走向

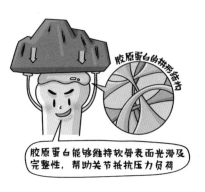

与软骨平行，相互交叉形成纤维网状结构，有较强的耐磨能力，维持软骨表面光滑度及完整性；由深层到浅层中是斜向排布，从而交织成无数"拱形结构"，具有抵抗压力负荷的作用。

胶原纤维最初是在细胞内合成，组装是在细胞外基质中完成的。当骨骼生长停止后，胶原蛋白的合成速率变得极低，关节受损时胶原蛋白降解较快。

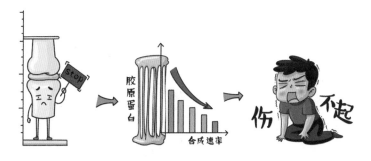

软骨表层胶原纤维使软骨表层有微孔。在关节软骨吸收滑液中水分和小分子溶质时，微孔阻止了滑液内透明质酸分子进入关节软骨内，导致这些物质在关节软骨表面的聚积，在两软骨面间形成了界面润滑作用。

蛋白多糖

蛋白多糖是核心蛋白和多糖通过共价连接在一起的复合物，多糖部分是糖胺聚糖，而糖胺聚糖大多是硫酸软骨素。

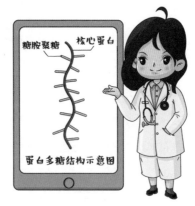

糖胺聚糖　核心蛋白

蛋白多糖结构示意图

可聚蛋白多糖是关节软骨内蛋白多糖的主要形式，它与透明质酸形成聚合物存在于软骨内。由于其结构上羧基或硫酸根均带有负电荷，彼此相斥，在溶液内蛋白聚糖呈瓶刷状。

基于其结构及组成，蛋白多糖带大量的负电荷，具有很强的亲水性，可以吸收大量水分，给软骨充分的润滑及营养，并可通过负电荷间的排

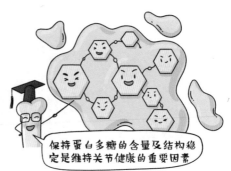

保持蛋白多糖的含量及结构稳定是维持关节健康的重要因素

斥力增加关节软骨的弹性。因此，保持蛋白多糖的含量及结构稳定是维持关节健康的重要因素。

软骨中胶原蛋白和蛋白多糖的结构及特性，使软骨成多孔的结构，表现出海绵样行为。在压力下，软骨内液体从软骨内压到关节面上，在关节软骨表面形成液膜，产生润滑作用。

透明质酸

透明质酸是最简单的糖胺聚糖，在关节软骨中，与蛋白多糖形成聚合体，具有很强的保水能力。

透明质酸可与蛋白多糖结合，与蛋白多糖、胶原纤维形成完整结构，使软骨具有弹性及润滑性。透明质酸还能作为屏障，限制炎症介质的释放及扩散。在滑液中，透明质酸可使滑液具有黏弹性，使其具有减重和润滑的作用。

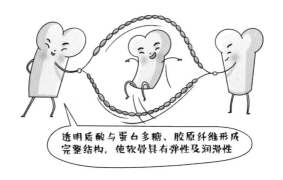

透明质酸与蛋白多糖、胶原纤维形成完整结构，使软骨具有弹性及润滑性

软骨细胞

软骨细胞位于软骨陷窝内，具有产生和维持细胞外软骨

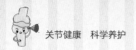

基质的作用。软骨细胞在细胞因子和生长因子调节下，可以精确调节蛋白酶及其抑制因子的含量，诱导基质成分的正常转化。化学信号和机械压力都能促进软骨细胞产生更多的细胞外基质。每个软骨细胞都能合成不同数量和种类的基质成分，同时也能以不同的速率降解基质成分，并对细胞外信号做出不同的反应。基质合成和降解在蛋白酶、细胞因子和生长因子的调节下处于平衡状态，但在关节损伤时，基质合成和降解平衡会失调。

> 保证软骨细胞功能正常，保证软骨结构及组分的稳定性，保持关节完整、光滑、润滑、弹性、持水等特性，是维持关节健康的关键。

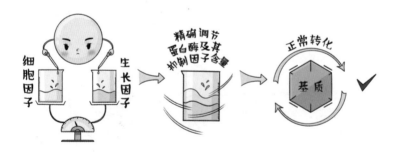

- 滑液

　　关节腔，是关节内由关节囊的滑膜层和关节软骨所围成的密闭腔隙。腔内平时呈负压状态，以维持关节的稳定性。正常的关节腔内含有少量滑液,使关节时刻保持湿润和润滑,减少关节运动时的摩擦。

当关节发生异常时，滑液量可增多，形成关节积液、造成关节肿胀；滑液量也可减少，使关节软骨间的摩擦力增大，导致关节滞涩，影响关节的正常活动。

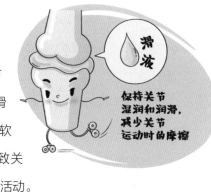

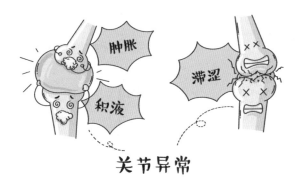

滑液是具有高黏性的液体，在滑膜内产生后被分泌到关节腔内，约95%是水，并含有 B 型滑膜细胞分泌的透明质酸。透明质酸大量存在于滑液中，由氨基葡萄糖和葡萄糖醛酸在透明质酸合酶作用下聚合而成，其在滑液中的含量和构型决定了滑液的黏性和润滑性。

滑膜内膜层的细胞，允许滑膜毛细血管和滑液间进行物质交换，并可以通过滑液将软骨代谢物运输到滑膜的血管、淋巴管，远离关节。关节软骨受损后，滑液中会出现较多微

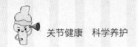

小骨赘、软骨基质降解形成的可溶性颗粒以及软骨磨损所形成的碎片颗粒，还有大量细胞因子及炎症介质，甚至会有渗液、积液。

因此，滑液具有润滑软骨面的作用，还可作为运输媒介向软骨细胞传送必需的营养物质。保证滑液成分组成稳定性，保持滑液的黏性、润滑及营养传送的特性，是维持关节健康的关键。

- 关节囊

关节囊，像"袖套"一样把构成关节的相邻两骨（或多骨）牢固地连接起来，并密封关节腔。关节囊可分为内、外两层。外层为厚而坚韧

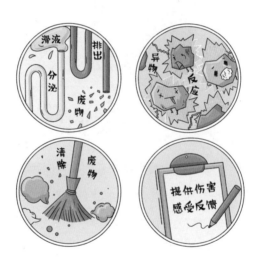

的纤维层，由致密结缔组织构成，纤维层增厚部分称为韧带，可增强骨与骨之间的连接，并防止关节的过度活动，加强其稳定性和给予滑膜以结构支持的作用。内层为薄而柔软的滑膜层，由血管丰富的疏松结缔组织构成。

滑膜内富有血管、淋巴管和神经，可分泌产生滑液和排出滑液及其中的废物；滑膜衬里细胞是关节内免疫体系的关键部分，可对异物分子发生反应；滑膜内复杂的毛细血管和淋巴管系统具有清除关节内废物的作用；滑膜内的有髓神经纤维和无髓神经纤维可为机体提供伤害感受反馈，并且能够控制滑膜的血流量。

滑膜分为内膜和内膜下层两层。内膜是由相互重叠成2～3层的滑膜衬里细胞组成，可分为A型、B型和C型3种滑膜细胞。内膜内的胶原纤维网对细胞起支持作用。内膜下层由脂肪、纤维和蜂窝组织构成。

A型滑膜细胞是关节内主要的炎性细胞，被激活后，其产生的蛋白水解酶包括组织蛋白酶、胶原酶、弹性蛋白酶和基质金属蛋白酶，以及释放的大量细胞因子和炎症因子，促

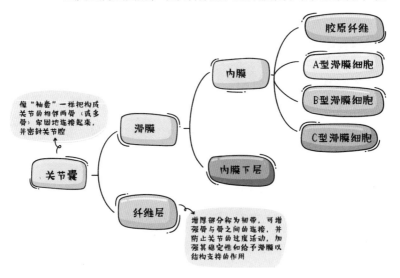

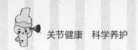

进了关节内异物蛋白质的降解，但同时也导致了关节的病理性侵蚀。B型滑膜细胞是滑膜内膜中数量最多的细胞类型，是一种具有合成透明质酸能力的成纤维细胞的特殊亚型。C型滑膜细胞是未分化细胞，兼有A型和B型滑膜细胞的特征，它可能是A型和B型滑膜细胞的前体。

中医学对关节不适的认识

在中医学中，对骨关节有"骨节""关节""机关"等说法，其中的关节软骨被视为与骨一体，并未作为一个独立的结构进行认识，关节囊及附属韧带属中医学"筋"的范畴。因此，中医学理论认为，关节属"骨"及"筋"的范畴。

骨关节炎在中医学中属于"骨痹"范畴。关节不适，甚至"痹证"的发生，与肝肾不足或亏虚相关，并与气血不足或瘀滞及外感风寒湿邪有关。

肾藏精，精生髓，髓居骨中，骨赖以充养，若肾精不足，则无以养骨。肝血充盈，筋膜得养，功能才能正常，从而使筋力强健，运动有力，关节活动灵活自如。若肝血不足，无以养筋。

气血是构成人体和维持人体生命活动的基本物质，气血亏损，筋骨失其所养，易于损伤，感受外邪而发为痹。血为有形，形伤则肿，气滞血瘀日久，筋骨失去濡养，筋挛骨痿，关节活动不灵或增生变形。

《素问·痹论》："风寒湿三气杂至，合而为痹。"外感风、寒、湿是引起"骨痹"的重要因素。风寒湿邪经肌表、经络客于关节，导致局部经脉气血运行阻滞，均可引起关节酸痛、异响、僵硬、肿胀等不适症状。

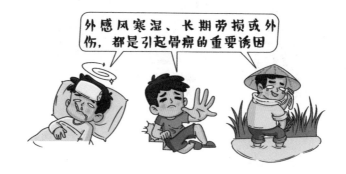

《素问·宣明五气篇》："久立伤骨，久行伤筋"，说明长期劳损或外伤也可直接损伤筋骨，是引起"痹证"的重要外部诱因。

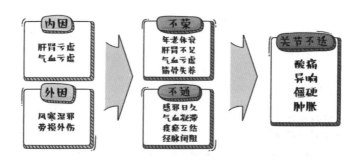

关节不适，主要是以"疼痛"为主，参考以上逻辑图，"疼痛"的病因病机可以简化理解为"不荣则痛、不通则痛"。年老体衰，肝肾不足，气血亏虚，筋骨失养，不荣则痛；感邪日久，气血凝滞，痰瘀互结，经脉闭阻，不通则痛。

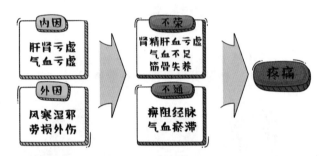

内因　肝肾亏虚　气血亏虚
外因　风寒湿邪　劳损外伤
不荣　肾精肝血亏虚　气血不足　筋骨失养
不通　痹阻经脉　气血瘀滞
疼痛

关节不适初期，大多主要是外因（邪实）引起，风寒湿热之邪侵袭，邪闭经脉气血，累及关节，从而产生"不通则痛"。若不加干预，邪实引起的痹证一旦日久，身体则会气血亏虚，损及肝肾，从而产生"不荣则痛"的现象，进一步加深关节不适。可见，"不通"或"不畅"是产生关节不适十分重要的原因，正所谓"通则不痛，痛则不通"。

根据此病因病机，提出"疏通"的应对方案，疏通经脉气血、祛邪而扶正，可濡养筋骨，从而"有利关节"。

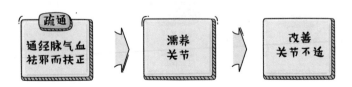

疏通　通经脉气血　祛邪而扶正
濡养关节
改善关节不适

西医学对关节不适的认识

软骨细胞功能正常，软骨结构和滑液成分稳定，关节软骨完整、光滑、润滑、弹性、持水等特性稳定，滑液润滑、营养传送的特性稳定，以及 A 型滑膜细胞和 B 型滑膜细胞功能正常，都是保证关节健康的关键因素。

但随着长期劳损、外伤、衰老退化的进程，在机械性因素、生物力学因素和炎症反应影响下，包括软骨、滑液、滑膜、软骨下骨等整个关节结构将会发生变化，从而引起各种关节不适，严重时演变为骨关节炎。基本进程如下。

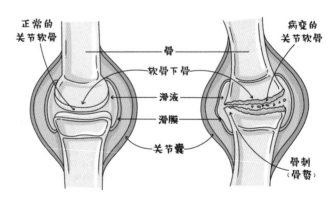

正常的关节和骨关节炎的关节

● 软骨细胞凋亡，肥大，合成和降解细胞外基质能力失衡。

● 软骨细胞外基质（胶原蛋白、蛋白多糖、透明质酸）降解流失，结构破坏。

●软骨软化、破裂、磨损、表面粗糙、弹性下降。

●关节间隙变窄，滑液减少或渗液，滑液黏性降低，润滑度下降。

●产生滑膜炎，滑膜肥厚并纤维化。

●产生骨赘、骨质象牙化、软骨下假囊肿及软骨基部钙化等变化。

● 关节不适与关节软骨

关节不适一直被认为是一种软骨基质脆性增大的"磨损性""退化性"问题，其主要特征表现为关节软骨的成分、结构和功能显著改变，软骨细胞凋亡，其合成降解功能失调，胶原蛋白被侵蚀降解、断裂，蛋白多糖大量丢失、空间结构发生改变，关节软骨不断退化和磨损。

软骨细胞：软骨细胞能合成不同数量和种类的基质成分，同时也能以不同的速率降解基质成分，并对胞外信号做出不同的反应。但关节损伤的情况下，软骨细胞会发生凋亡或肥大，在蛋白酶、细胞因子和生长因子的调节下，基质合成和降解平衡失调。

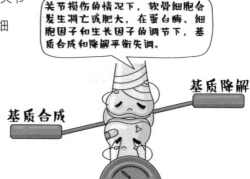

关节损伤的情况下，软骨细胞会发生凋亡或肥大，在蛋白酶、细胞因子和生长因子的调节下，基质合成和降解平衡失调。

基质降解

基质合成

胶原蛋白：胶原纤维在表层内走向与软骨平行，相互交叉形成纤维网状结构，有较强的耐磨能力，维持软骨表面光滑度及完整性；由深层到表层中，是斜向排布，从而交织成无数"拱形结构"，具有抵抗压力负荷的作用。当胶原蛋白发生降解时，软骨光滑度、完整性、弹性均会下降。

> 当胶原蛋白发生降解时，软骨光滑度、完整性、弹性均会下降。

蛋白多糖和透明质酸：蛋白多糖和透明质酸缠绕在胶原"绳索"上下周围，将自身固定于胶原"网"内。蛋白多糖和透明质酸带有大量的负电荷，具有很强的亲水性，能够吸收和维持水分，润滑营养软骨，并通过负电荷间的排斥力增加关节软骨的弹性。关节损伤时，蛋白多糖和透明质酸流失，软骨没有吸水的成分，就会丧失减震功能，更容易出现裂缝，甚至完全磨损。

> 关节损伤时，蛋白多糖和透明质酸流失，软骨没有吸水的成分，就会丧失减震功能，更容易出现裂缝，甚至完全磨损。

关节不适与关节软骨	软骨	软骨软化、破裂、磨损、表面粗糙、弹性下降
	细胞	软骨细胞凋亡，数量减少
	组分	蛋白多糖降解丢失，种类产生变化；胶原纤维结构破坏，胶原纤维溶解；透明质酸流失
	介质	➢ 降解软骨基质的基质金属蛋白酶表达增高，基质金属抑制因子表达被抑制，蛋白多糖及胶原蛋白降解增强 ➢ 促进基质降解的细胞因子水平增高，软骨基质降解增强 ➢ 软骨细胞对促进基质合成的生长因子敏感性降低，软骨基质合成减少 ➢ 炎症因子增加，促进软骨基质的降解 当关节损伤或退化时，在以上蛋白酶、细胞因子、生长因子和炎症因子的综合作用下，软骨基质合成和降解平衡失调，软骨基质明显降解，修复受阻

- ● 关节不适与滑液、滑膜

　　除了软骨损伤，位于关节囊内层滑膜组织的炎症反应，连同其分泌的滑液，在参与诱发和进行性加重关节问题中发挥着重要作用。

　　滑液富含水分和大量营养物质，包括透明质酸，不仅能为没有血管和淋巴供应的关节软骨供给营养，还可以减少关节软骨表面的病理沉积、润滑关节腔各组织结构、减少关节面间的摩擦。随着年龄的增长或者滑膜病变的发生，滑液会随之减少，透明质酸浓度也会降低，使关节失于濡养，润滑性下降，相邻关节面之间的摩擦力增大。

滑膜内滑膜衬里细胞是关节内免疫体系的关键部分，可对异物分子发生反应，滑膜内复杂的毛细血管和淋巴管系统具有清除关节内废物的作用，磨损的软骨碎片被释放至滑液，会引发滑膜局部炎症反应，进一步引起软骨损伤。

关节不适与关节腔	组织	关节间隙变窄；滑液减少或渗液；滑液黏性降低，润滑度下降
	滑液组分	透明质酸降解；异物颗粒（微小骨赘、软骨基质降解形成的可溶性颗粒以及软骨磨损所形成的碎片颗粒）增多
关节不适与滑膜	组织	滑膜炎、滑膜肥厚并纤维化、关节渗液等
	介质	滑液里的异物颗粒引起滑膜细胞免疫反应，释放大量的细胞因子和炎性因子进入滑液，在排除异物的同时，也进一步损伤关节。滑膜分泌和吸收作用也相应产生变化

- 关节不适与软骨下骨

关节不适发展到后期，软骨破坏严重，甚至脱落，暴露软骨下骨，使骨与骨之间发生直接接触的硬性摩擦，可听到骨摩擦音，更严重的疼痛、肿胀等症状随之出现。在这个过程中，软骨部分或全部降解暴露出的骨质由于不断的剪切应力加速了磨损，加之关节腔内有害因子的包裹和刺激，反应性出现增生的现象，形成所谓的"骨赘""骨刺"。同时，脱落的碎屑刺激关节滑膜分泌含有大量炎性介质的滑液，诱发滑膜炎症和关节疼痛的加剧。最后，出现骨质硬化，关节增粗，并且累及关节周围软组织，出现肌腱挛缩、

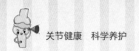

肌肉萎缩等表现，进一步导致关节强直、畸形，关节功能完全丧失。

软骨与软骨下骨之间的串扰以及这两种结构之间的失衡也是造成关节不适的关键因素之一。同一部位的软骨损伤甚至缺失可使负重较大的软骨下骨暴露和磨损，软骨下骨材质密度等的改变通过影响生物力学环境而导致软骨的进一步损伤。中老年人由于激素分泌失调、消化吸收功能减弱和营养摄入不足等原因，导致骨骼结构受损，骨小梁数量减少，骨基质和矿物质含量减少，骨质变薄、脆性增加的骨质疏松症也会带来关节的不适。

关节不适与软骨下骨	软骨下骨对关节有吸收压力的机械保护作用。当软骨受损后，软骨下骨裸露，在受负荷作用下，产生骨 – 软骨界面重塑，从而产生骨赘、骨质象牙化、软骨下假囊肿、软骨基部钙化、骨软骨游离、骨坏死等变化，从而影响关节功能，产生关节不适

- 关节不适的发展进程

根据关节出现问题的进展过程，我们将其大致划分为初、中、晚三期，其症状表现和机制如下。

初期：随着年龄增长、关节过度使用或者关节损伤，从而导致关节面软骨局部软化并伴有裂纹，受损伤的关节面释放的物质可以直接刺激滑膜而引发滑膜炎症，滑膜发生炎症后会直接影响关节液的分泌，周围软组织受到损伤可以直接引发无菌性炎症。滑膜炎症和周围软组织炎症的代谢产物刺激局部神经而引发局部的不适或者伴有轻微的疼痛。由于受到炎性物质的刺激引发血管痉挛，导致局部血液供应减弱，关节周围软组织和关节面的营养供应减少，从而使关节出现僵硬感，并且由于血供减少使炎症代谢产物发生堆积，从而反过来加重疼痛。由于夜间血流速度减慢，关节局部血液供应大大减少，使关节营养减少并且炎性物质发生堆积，从而出现晨僵，晨起后伴随着血流加快，可使晨僵得到缓解。

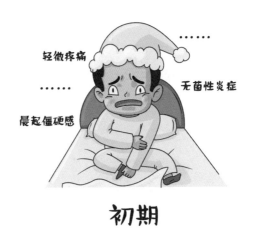

轻微疼痛 …… 无菌性炎症

…… 晨起僵硬感

初期

中期：无菌性炎症加剧，局部血供进一步减少，疼痛会明显加重，关节面粗糙不平，有明显的裂隙出现，偶伴有小的溃疡，开始伴有骨赘形成。由于上下楼梯时膝关节承受的压力明显增加，所以最先表现为上下楼梯出现较重的疼痛，晨僵进一步加重，时间也有所延长。

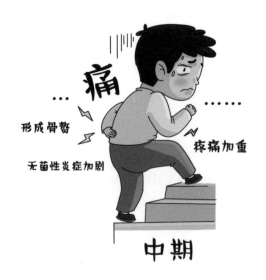

晚期：关节面出现明显的裂纹和局部溃疡，且局部软骨下骨受到侵袭，股骨内侧髁和胫骨平台出现严重磨损，关节间隙变窄，关节失稳，伴有大量骨赘，晨僵和疼痛都明显加重。

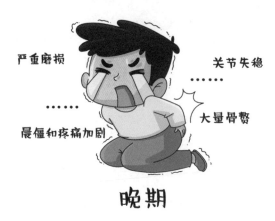

关节健康主张

综上所述，当关节损伤或退化时，关节软骨、滑液、关节囊会发生相关生理变化，关节整体结构由"完整"变为"损伤"，由"润滑"变为"滞涩"，由"营养和代谢通畅"变为"不畅"，从而产生酸疼、异响、僵硬、肿胀等关节不适症状。具体生理变化进程也可以简单理解为，在劳损外伤、衰老退化及风寒湿邪等外因影响下，软骨细胞凋亡、软骨基质降解，造成软骨软化、破裂、磨损、表面粗糙、弹性下降，甚至出现骨赘；滑膜出现异常，产生炎症反应，使滑液减少或积液，造成润滑下降，营养代谢失衡。

损伤：软骨细胞凋亡肥大；软骨基质降解；软骨损伤，表面粗糙，弹性下降；软骨下骨形成骨赘；滑膜发生炎症；软骨或滑液出现大量细胞因子和炎症介质。

滞涩（或润滑下降）：滑液透明质酸降低，滑液量减少或积液，使滑液润滑作用下降；软骨表面粗糙，弹性下降，以及软骨基质降解，其持水能力下降，也使关节润滑性下降。

不畅（或不通）：关节渗液，滑液积液；滑液异物颗粒增多等。

从中医学来讲，关节问题的病机是关节受风、寒、湿等外邪影响，引起关节气滞、血瘀及痰湿，从而导致关节不适；

西医学研究认为，其根本原因是软骨和滑液的润滑性下降以及关节软骨退化和损伤。

关节软骨	软骨	软骨软化、碎裂、磨损、表面粗糙、弹性下降	●
	细胞	软骨细胞凋亡、数量减少	●
	组分	蛋白多糖、胶原纤维和透明质酸降解	● ●
	介质	降解软骨基质的基质金属蛋白酶表达增高 调制基质降解的细胞因子水平增高 炎症因子大量增加	●
关节腔（滑液）	组织	滑液减少或渗液；滑液黏性低；润滑下降	
	滑液	透明质酸降低；异物颗粒增多；大量细胞及炎症因子	
关节囊（滑膜）	组织	滑膜炎、滑膜肥厚并纤维化、关节渗液、关节囊增厚	●
	介质	免疫反应释放大量细胞因子和炎性因子	

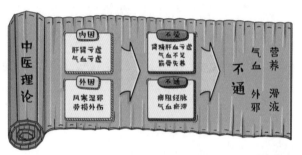

根据正常关节的结构及生理特点，以及损伤或退化时关节的生理变化分析，结合可引用的技术靶点，设计出"疏通、润滑、修复"的技术应对措施。

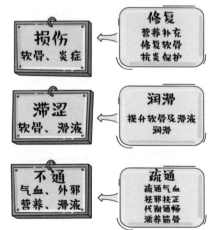

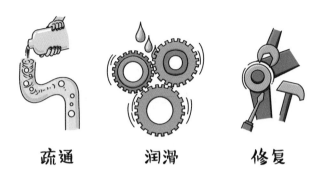

疏通　　　润滑　　　修复

　　从中医学角度来说，所有通过疏通经络、气血、补益正气（祛邪扶正）、濡养（润滑和修复）筋骨与关节的治疗方式都是痹证的防治立法。

　　从西医学角度来说，通过延缓关节软骨细胞衰老、保护和促进软骨基质生成、增加关节润滑度、减轻炎症反应等途径可以实现保护关节的作用，并延缓病理进程，是维护关节健康的重要预防管理措施。包括膳食补充、功能锻炼、物理保健、体重控制、合理饮食、生活习惯等方面的科学保养方案会让关节更加健康。特别是膳食补充方面，可以选用产品配方或原料有"疏通、润滑、修复"作用的产品进行辅助养护。

知识小拓展

如何判断不适症状对应的关节健康状态

（1）疼痛

　　主要是软骨相关组织中神经末梢受牵拉或被压迫而引起疼痛。软骨破裂或缺失后裸露出骨组织，骨组织中相应的神经末梢被刺激造成疼痛。软骨下骨发生病理改变时引起其中神经刺激产生疼痛（病理变化主要为新骨增生、微骨折、软骨下囊肿）。滑膜发生炎症反应、渗液或增厚等变化，引起疼痛。骨赘表面上神经末梢受到挤压或牵拉而引起疼痛。

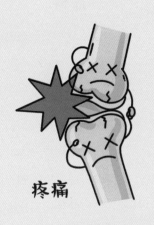

疼痛

（2）僵直

　　关节僵直，表现为受累关节僵硬和黏着感，通常程度较轻，经活动后可缓解，一般数分钟至十几分钟，很少超过半小时。主要原因是关节周围炎性组织肿胀，关节积液或滑囊增厚引起的。

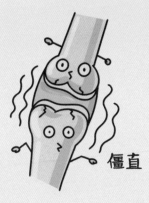

僵直

（3）异响

随着关节受损严重，关节活动时会出现骨擦音。主要是由关节软骨破坏、关节表面粗糙、关节内碎屑所致或滑液减少引起的。

（4）肿胀

关节受损严重会出现关节周围的局限性肿胀，随着严重程度加重，会出现弥漫性肿胀、关节囊增厚或伴有关节积液等。

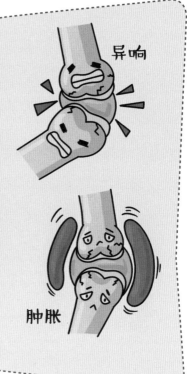

第四章

关节健康的科学养护

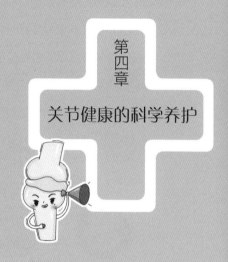

中医学认为关节问题的病机是关节受风、寒、湿等外邪影响，引起气滞、血瘀及痰湿，从而导致关节不适。西医学研究认为其根本原因是软骨和滑液的润滑性下降以及关节软骨退化和损伤。要从根本上缓解和改善关节问题，疏通淤堵经络气血，提高软骨和滑液的润滑度，修复退化和受损关节，都是维护关节健康的重要预防管理措施，需要包括膳食补充、康复锻炼、物理保健、恰当运动、体重控制、合理饮食、生活习惯等多方面的科学养护方案。

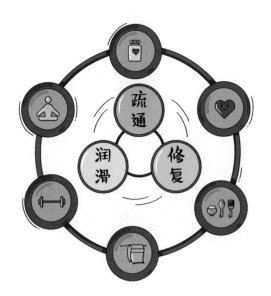

膳食补充

在日常生活中，可以通过补充薏苡仁、葛根、姜黄、软骨提取物等天然安全的食材，来疏通经络气血，濡养筋骨关节，提升关节润滑度和修复能力。

• 薏苡仁

依《中国药典》，薏苡仁为禾本科植物薏苡仁干燥成熟种仁。甘、淡，凉，归脾、胃、肺经。具有利水渗湿、健脾止泻、除痹、排脓、解毒散结之功效。用于治疗水肿，脚气，小便不利，脾虚泄泻，湿痹拘挛，肺痈，肠痈，赘疣，癌肿。依据《卫生部关于进一步规范保健食品原料管理的通知》（卫法监发〔2002〕51号），薏苡仁既是食品又是药品，属药食同源物品。

《素问·痹论》云："风寒湿三气杂至，合而为痹。"其中湿邪是痹证最常见和最主要的致病因素。湿为阴邪，重浊黏滞，留于关节则致关节酸痛、肿胀重着、屈伸不利。脾恶湿，湿邪的产生或由外湿所引动，或素体脾虚失于运化，水饮停滞而使湿浊内生。《神农本草经》谓薏苡仁："味甘，微寒，主筋急、拘挛，不可屈伸，风湿痹，下气，久服轻身益气。"《本草经疏》云："薏苡仁，性燥能除湿，味甘能入脾补脾，兼淡能渗湿，故主筋急拘挛不可屈伸及风湿痹，除

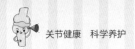

筋骨邪气不仁。"《本草纲目》曰："薏苡仁属土，阳明药也，故能健脾益胃，虚则补其母……筋骨之病，以治阳明为本，故拘挛筋急、风痹者用之。"《类证治裁》记载薏苡仁汤治疗风寒湿痹，收效颇佳。可见，薏苡仁是治湿痹痿躄之要药也，既能利湿，又能舒筋缓急。

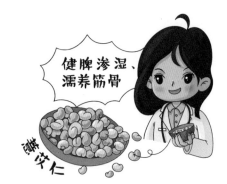

气血是构成人体和维持人体生命活动的基本物质。《古今名医汇粹》："人之气血虚弱，而痰火起于手足之内，则正不胜邪，而痿痹作矣。"气血亏损，筋骨失其所养，易于损伤，感受外邪而发为痹。而气血由脾生化而来，若脾失健运，转输无力，则气血生化乏源，无以濡养筋骨，屈伸无力。薏苡仁健脾渗湿，有利气血生化，从而濡养筋骨。

薏苡仁含有脂肪酸及其脂类、黄酮类、酰胺类、甾醇类、萜类、多糖和生物碱等多种化合物，现有研究表明其具有镇痛、抗炎的作用。

- **葛根**

依《中国药典》，葛根为豆科植物野葛的干燥根，习称野葛。

甘、辛，凉，归脾、胃、肺经。具有解肌退热、生津止渴、透疹、升阳止泻、通经活络、解酒毒的功效。用于治疗外感发热头痛，项背强痛，口渴，消渴，麻疹不透，热痢，泄泻，眩晕头痛，中风偏瘫，胸痹心痛，酒毒伤中。依据《卫生部关于进一步规范保健食品原料管理的通知》（卫法监发〔2002〕51号），葛根既是食品又是药品，属药食同源物品。一般人群均可食用，是老少皆宜的良品，享有"千年人参"之美誉。

葛根性味辛凉发散。辛者，能散、能行，既可解表，又可通里，在外能舒筋活络，在内又能通行气血，具有活血除痹功效，活血而不伤血，生新而不留瘀。《本草经解》提到："诸痹皆起于气血不流畅，葛根辛甘和散，气血活，诸痹自愈也。"历代医家已将葛根广泛用于风湿痹痛的治疗：《外台秘要》引《范汪方》的独活葛根汤，治疗脚弱无力、顽痹、四肢不仁；《三因方》的大料神秘左经汤治疗风寒暑湿流注足三阳经，手足拘挛疼痛，行步艰难，关节掣痛；《圣济总录》的防风汤治疗行痹。

由于葛根有生津缓急、解肌活络的特殊功效，临床上常用于缓解外邪郁阻、经气不利、筋失濡养所致的筋脉拘急、肌肉痉挛、项背强痛之"项背强几几"症状，为项

舒筋活络、通行气血、活血除痹

葛根

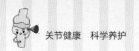

背强急之要药。早在汉代,张仲景所著《伤寒论》中就有此记载,葛根与麻黄、桂枝等同用所组成的方剂"葛根汤"成为沿用至今的著名中医经典方剂之一。方中葛根升津液、濡筋脉,为君药。

现代医学研究结果表明,葛根素具有抑制 MMP-1 等酶活性、保护软骨细胞及抑制细胞因子的作用,具有保护关节软骨、抑制炎症的功效。

• 姜黄

姜黄,出自《新修本草》,为姜科植物姜黄(*Curcuma longa* L.)的干燥根茎。辛、苦,温,归脾、肝经。具有破血行气、通经止痛的功效。临床应用于治疗气滞血瘀、风湿闭阻所致的关节痹痛,有着悠久的历史和丰富的经验积累,姜黄与不同的药物组合,形成不同配伍关系的方剂组成。在《太平惠民和剂局方》之五痹汤中,取其行于肢体、辛温通络之效,用于治疗"风寒湿邪,客留肌体,手足缓弱,麻痹不仁,或气血失顺,痹滞不仁"之症。《本草纲目》称其"治风痹臂痛"。

姜黄素是姜黄中重要的活性成分。以姜黄为原料,经提取精制后,主要为姜黄素、脱甲氧基姜黄素、双脱甲氧基姜黄素等成分,可以做色素或补充剂使用。姜黄素具有抗氧化、护肝、抗炎等作用。在关节保健方面,主要有抑制降解酶表达、保护软骨基质、抑制细胞因子和炎症介质、抗炎、抗氧化等作用，可改善关节疼痛，提升关节功能。

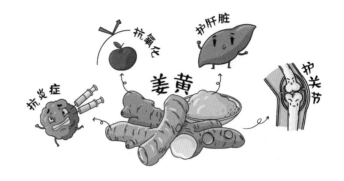

- 川芎

　　川芎是伞形科植物川芎（*Ligusticum chuanxiong* Hort.）的根茎，由于其性味辛温香燥、走而不守的特点，可上行达巅顶，治头风头痛，又可下行达血海，活血祛瘀力强且作用广泛。临床可用于头痛眩晕、胸痹心痛、胁痛腹疼、月经不调、经闭痛经等症的治疗，对风湿痹痛、寒痹筋挛也效用甚佳。《灵枢》有云："血和则经脉流行，营复阴阳，筋骨劲强，关节清利矣。"气滞血瘀是关节疾病的主要发病机制之一，血脉瘀滞、经络不通则易生关节病变，川芎活血、辛散、解郁、通达、止痛等功能使其常被历代医家论述有治疗关节不适之效。《神农本草经》曰川芎："主中风入脑头痛，寒痹，筋挛缓急，金创，妇人血闭无子。"《药性论》曰："治腰脚软弱，半身不遂。"《日华子本草》曰："治一切风，一

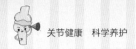
切气，一切劳损，一切血，补五劳，壮筋骨。"

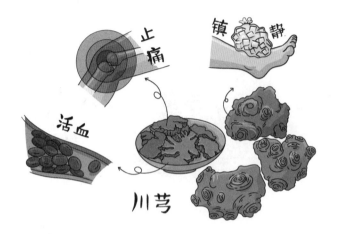

　　川芎嗪是川芎的主要活性成分，又名四甲基吡嗪，属吡嗪生物碱类，是一种具有广泛药理活性的免疫制剂，具有扩张冠状动脉、增加脑及肢体血流量、抑制血小板凝集、调节子宫平滑肌收缩、镇静降压等作用，对骨关节病的治疗也有长期、可靠的疗效。研究表明，川芎嗪可参与骨关节病中疼痛、炎症反应、血管生成等多种症状的产生途径，通过镇痛、降低炎症介质的表达、减轻滑膜血管生成等作用缓解关节不适，川芎嗪的免疫活性也使其参与各种免疫级联反应，形成控制关节问题的新靶点。

- 黄芪

　　黄芪始载于《神农本草经》，是多年生豆科植物蒙古黄芪【*Astragalus membranaceus*（Fisch.）Bge. var. mongholicus（Bge.）Hsiao】或膜荚黄芪【*Astragalus membranaceus*（Fisch.）Bge.】的干燥根。味甘性温，归肺、脾、肾经，有益气固表、敛汗固脱、利尿消肿、托疮排脓等功效。黄芪是补气之要药，可补全身之气。关节疾病属本虚标实之症，由素体亏虚、复感外邪而发病，黄芪可顾护正气，扶正以祛邪，利于骨关节病的康复。

黄芪中含有皂苷和多糖，黄芪多糖和黄芪总皂苷为其主要活性成分，对免疫系统有重要影响，不仅能降压、调节代谢、增强机体免疫功能，其抗炎和镇痛作用也使其越来越多地应用在骨关节病的治疗中，多途径调节机体免疫应答和炎症反应，明显减轻关节疼痛和肿胀，用于类风湿关节炎、骨关节炎等疾病的治疗，缓解病情。

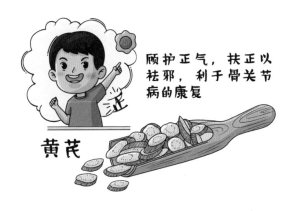

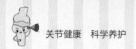

- 牛膝

　　牛膝为苋科植物牛膝（怀牛膝）（*Achyranthes bidentata* Bl.）和川牛膝（甜牛膝）（*Cyathula offici-nalis* Kuan）的干燥根，味甘苦酸，性平，入肝、肾经，具有补肝肾、强筋骨、活血通经、利水通淋、引火（血）下行之功效。川牛膝和怀牛膝是临床最常用的两个牛膝品种，二者功效基本相同，怀牛膝偏于补肝肾、强筋骨，川牛膝偏于活血化瘀。主要产于我国河南省黄河以北的怀牛膝药用历史更为悠久，记载在《神农本草经》草部上品中，为著名的"四大怀药"之一，怀牛膝在骨关节炎等骨关节病的治疗中被广泛采用，与其他补益肝肾的药物共用，符合中医"治病求本"的治疗原则。

　　牛膝的主要活性成分为牛膝总皂苷和牛膝多糖，另外，怀牛膝还含有多种对人体有益的微量元素。大量研究证实，怀牛膝有抗炎止痛、保护软骨细胞、延缓关节软骨退变等作用，是骨科常用药之一，多与杜仲配伍成常用药对，补肝肾、强筋骨作用强。

牛膝

骨科常用药之一，补肝肾、强筋骨作用强

- 杜仲

杜仲，为杜仲科植物杜仲（*Eucommia ulmoides Oliv.*）的树皮，有补肝肾、强筋骨、益腰膝、固经安胎等功效，主治肾虚腰痛等各型腰痛、筋骨无力。《神农本草经》："主腰脊痛，补中，益精气，坚筋骨……久服轻身耐老。"《医学启源》："其用壮筋骨，及足弱无力行。"临床多用于治疗骨关节炎等骨关节疾病，其作用机制有：调节基质金属蛋白酶的表达，保护关节软骨；参与软骨下骨的重塑，调节骨代谢平衡；调节炎症反应和免疫反应等。

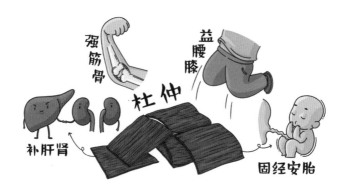

- 三七

三七，为五加科植物三七【*Panax notoginseng* (Burk.) F.H. Chen】的干燥根。具有化瘀止血、消肿定痛的功效，主治各种原因所致的出血证和跌打损伤，为伤科要药，可与其他药物配伍应用于关节不适瘀血肿痛证的治疗。

三七的主要活性成分是三七总皂苷，有扩张血管、抗炎镇痛、免疫调节、抑制血小板聚集和抗氧化等多种生物学功能，常作为溶栓药物用在脑血管后遗症中。近

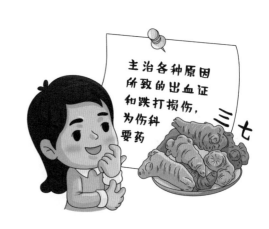

年来，研究人员发现了三七总皂苷在骨关节疾病症状改善和关节功能恢复中的作用，它可通过降低炎症因子水平、抑制滑膜血管新生、骨保护和免疫调节机制减轻局部和全身症状，治疗骨关节疾病。

- 木瓜

木瓜，为蔷薇科木瓜属植物贴梗海棠（*Chaenomeles speciosa* Nakai.）的干燥果实，味酸入肝，柔筋和血，功擅舒筋活络，为治筋脉拘挛之要药。性温入脾，祛湿除痹（尤湿痹），常用于腰膝关节酸重疼痛，水肿转筋。与不同的药

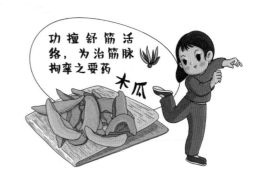

物配伍可组成治疗痹证的中药复方：肾虚腰痛关节疼痛者，配伍牛膝、杜仲；湿重水肿者，配伍茯苓、薏苡仁；气血不足者，配伍黄芪、党参。

 知识拓展

部分中医治痹病经典方剂

薏苡仁汤

【来源】《类证治裁》

【组成】薏苡仁15克，当归、川芎、生姜、桂枝、羌活、独活、防风、白术、草乌、川乌各9克，麻黄4.5克。

【功效】散寒除湿，温经止痛。

【主治】寒湿痹痛。关节疼痛肿胀、重着麻木、舌苔白腻。为除湿蠲痹的常用方剂之首选，用于治风寒湿痹型骨关节病。

四妙丸

【来源】《丹溪心法》

【组成】薏苡仁、黄柏、苍术、牛膝各12克。

【功效】清热利湿，舒筋壮骨。

【主治】湿热下注、筋络阻滞所致的痹证，症见两脚麻木、痿软无力、筋骨酸痛、足膝红肿。

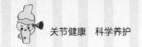

葛根汤

【来源】《伤寒论》

【组成】葛根12克，麻黄、生姜各9克，桂枝、芍药、炙甘草各6克，大枣12枚。

【功效】解表祛寒，升津舒筋。

【主治】外感风寒，项背强痛之表实证。

桂枝加葛根汤

【来源】《伤寒论》

【组成】葛根12克，桂枝、芍药、炙甘草各6克，生姜9克，大枣3枚。

【功效】解肌发表，升津和营。

【主治】风寒客于太阳经，营卫不和兼项背强而不舒之表虚证。

独活寄生汤

【来源】《备急千金要方》卷八

【组成】独活9克，牛膝、杜仲、桑寄生、细辛、秦艽、茯苓、肉桂心、防风、川芎、人参、甘草、当归、芍药、干地黄各6克。

【功效】祛风湿，止痹痛，益肝肾，补气血。

【主治】痹证日久，肝肾两虚，气血不足，风寒湿邪外侵，腰膝冷痛，痿软，酸重无力，肢节屈伸不利，或麻木不仁，冷痹日久不愈，畏寒喜温，心悸气短，舌淡苔白，脉细弱。

- 硫酸软骨素

硫酸软骨素是一种天然的连接在蛋白质上形成蛋白聚糖的糖胺聚糖，广泛分布于软骨细胞外基质，能维持软骨组织的完整性，对关节软骨的功能起决定作用。

口服硫酸软骨素，经消化吸收后，可以到达软骨组织中。对关节产生作用的机制可概括为 3 个方面：保护软骨细胞，抑制基质降解，保护关节软骨；促进基质合成，促进关节软骨重建；抑制炎性介质的分泌，发挥抗炎作用。

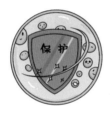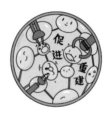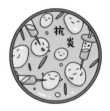

硫酸软骨素的 3 个作用机制

抑制基质降解，保护关节软骨：硫酸软骨素能够抑制基质金属蛋白酶（MMPs），抑制基质降解，并对软骨细胞具有保护作用。软骨细胞凋亡在骨关节炎患者的软骨功能退行性病变中起着决定性作用。

促进基质合成，促进软骨重建：硫酸软骨素能够提高蛋白聚糖、Ⅱ型胶原蛋白和透明质酸的合成，还可以增加转化生长因子（TGF-β）的含量，降低白介素 1β（IL-1β）和

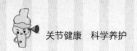

肿瘤坏死因子-α（TNF-α），这对软骨重建有积极的作用。TGF-β可以调节软骨基质的合成，IL-1β和TNF-α可以调节软骨基质的降解。

抗炎作用，抑制炎症症状：在体内、体外试验中均证明硫酸软骨素具有抗炎活性，IL-1β是诱发关节炎症和软骨退化、引发骨关节炎的关键因子，硫酸软骨素能够逆转由IL-1β诱导的病理损伤。

蛋白多糖是关节软骨的重要组成，口服硫酸软骨素有利于抑制蛋白多糖降解、促进其合成，而且可以促进关节软骨重构，对润滑、营养和修复软骨有重要作用，就像修复剂和润滑剂。

- Ⅱ型胶原蛋白

胶原蛋白是软骨的重要组成成分，其中90%为Ⅱ型胶原蛋白。胶原纤维在表层内走向与软骨平行，相互交叉形成纤维网状结构，有较强的耐磨能力；由深层到表层中，是斜向排布，交织成无数"拱形结构"，具有抵抗压力负荷的作用。

胶原蛋白肽经口服后可在软骨中分布，可以促进Ⅱ型胶原蛋白合成，有效修复关节软骨，缓解关节软骨变薄、磨损的情况，并能促进蛋白多糖的合成、防止软骨细胞减少凋亡，还有抗炎作用，有助于缓解关节不适。有研究表明，某些胶原蛋白肽片段可以促进滑膜细胞生成透明质酸，从而有利于维持滑液润滑作用。

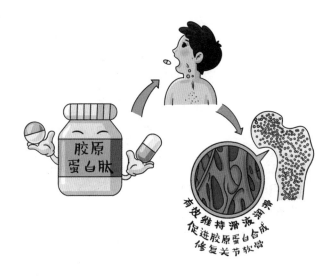

* 透明质酸

透明质酸是最简单的糖胺聚糖，在关节软骨中与蛋白多糖形成聚合体，与蛋白多糖、胶原纤维形成完整结构，给软骨细胞、蛋白多糖提供稳定的结构和环境，使软骨具有弹性和润滑性。在滑液中，可使滑液具有黏弹性，使其具有减重和润滑的作用。透明质酸还能作为屏障，限制炎症介质的释放和扩散。

通过口服透明质酸，经消化吸收后可增加体内透明质酸合成的前体，使关节中的透明质酸合成量增加，从而改善关节的生理作用，其作用机制有增加透明质酸的合成、抑制炎症介质、保护软骨细胞、止痛作用和抗氧化作用。

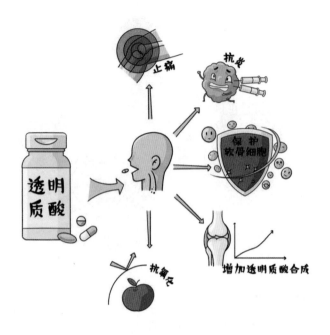

- 软骨提取物

　　软骨提取物，来源于与人体关节软骨组成相似的鸡胸软骨，利用生物控制酶解技术制备，同时含有丰富的硫酸软骨素、透明质酸及Ⅱ型胶原蛋白等营养物质，可以保护软骨细胞和关节软骨，促进软骨基质和滑液透明质酸的合成，从而提升关节的润滑度和修复能力。

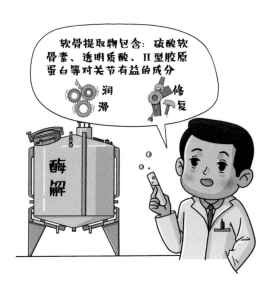

- 氨基葡萄糖

氨基葡萄糖，简称"氨糖"，一般从海洋生物中提取，它是一种天然的氨基单糖，是蛋白多糖合成的前体物质，能生成和维持关节软骨正常的生理功能，具有修复、润滑、抗炎等作用。

▶ 软骨生成与修复：氨糖是参与合成蛋白多糖和胶原纤维的主要原料，是关节软骨的基础物质，可在一定程度上阻止胶原蛋白变性和软骨降解，提高骨与关节软骨对营养的吸收力，促进新的关节软骨生成和已受损的关节软骨修复，改善关节功能。

▶ 润滑：氨基葡萄糖在关节腔内易与水分子结合，不

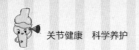

断合成和补充关节滑液，并提高其黏稠度，能促进关节滑膜合成透明质酸，滋养润滑关节，减少软骨面间摩擦，使关节活动灵活自如。

▶ 抗炎：氨基葡萄糖不仅能降低 IL-1 等促炎症因子的浓度，还能抑制其诱导基因的表达，另外，它还能抑制巨噬细胞产生过氧化物残基，具有显著的抗炎效果，减缓关节炎症的发展，控制关节疾病的进展。

• 非变性 Ⅱ 型胶原蛋白

非变性 Ⅱ 型胶原蛋白是从动物软骨（主要是鸡胸骨软骨）中低温提取的一种蛋白，保留了胶原蛋白的三螺旋结构，其作用机制是通过口服免疫耐受，从而缓解炎症、降低软骨中胶原蛋白分解。

• 钙

在关节受到较大的冲击或负荷时，软骨下骨可以协助软骨吸收震荡、减少冲击，保护软骨使其不易受损。软骨下骨材质密度等的改变会影响生物力学环境而导致软骨损伤。

中老年人由于激素分泌失调、消化吸收功能减弱和营养摄入不足等原因，导致骨骼结构受损，骨小梁数量减少，骨基质和矿物质含量减少，而且骨质变薄、脆性增加的骨质疏松症也会带来关节的不适，使软骨下骨自身变脆，变形能力差，进而容易造成软骨下骨微骨折，引起疼痛等关节不适。因此，可以通过补钙增加骨的韧性，有利于关节稳定和健康。

康复锻炼

科学的功能锻炼和自我按摩可以显著修复滑膜等软组织损伤，促进滑液的分泌，有助于透明质酸等有益物质的产生，润滑关节；可以分离粘连，舒筋活血，促进微循环，改善局部组织缺血、缺氧，疏通关节，调整人体亚健康状态；可以解除肌肉痉挛，防止肌肉萎缩，有效地提高肌力和耐力；可以使白细胞总数增加，吞噬功能增强，同时提高血清中补体含量，提升机体免疫力；还能释放与疼痛有关的神经递质和镇痛物质，共同起到缓解疼痛、增加关节活动度、消除关节肿胀等作用。

针对不同关节部位特点，可选择对应的康复锻炼方式。如针对肩关节，有摇臂法、外展训练法、搭肩抬肘法、爬墙法、悬吊法、背手拉提法、钟摆活动等；针对肘关节，有屈曲、伸展练习、前臂屈伸肌肉练习等；针对髋关节，有屈伸、外展、内收练习、髋外旋等；针对膝关节，有坐位荡腿法、推拿揉搓法、座位绷腿法、不负重屈伸膝法、站立踮脚法、提髌骨练习、坐位伸膝法、坐位提臀法等。以下康复动作简单易做，推荐大家在日常生活中坚持锻炼。

	膝关节	髋关节	肩关节	肘关节
初级动作 比较简单	绑腿法 	内收练习 外展练习 自重下蹲 	钟摆活动 	前肩屈伸肌练习
中级动作 难度较大	推拿揉搓 不负重屈伸 坐位荡腿 	屈伸 髋外旋 	摇臂运动 外展法 	屈伸练习

适应锻炼人群

 上班族　工作间隙 久坐之后

 中老年　起床后 就寝前

 家庭主妇　久坐之后 闲暇时间

 运动爱好者　久坐之后 运动后

（1）膝关节

推拿揉搓

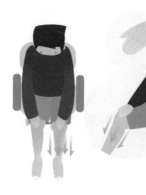

推：用手掌从上到下，依次推膝前、内、后外侧，各推 5 次，共 20 次。推的力度适中，表皮有滑动感即可。

训练次数：

每条腿前后内外各 5 次，共 20 次。

拿：用拇指与其余四指对称用力，由上而下提拿膝前部和后部各 3 次即"捏而提之，谓之拿"。

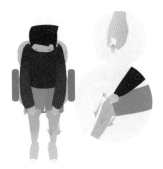

训练次数：

每条腿前后各 3 次。

揉：用手掌从上而下依次揉膝前、内、后、外侧，各 3 次。注意整个手掌轻压于操作部位，做旋转运动。

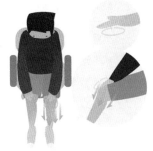

训练次数：

每条腿前、内、后、外侧各 3 次。

搓：用双手手掌对称放于膝部前后，两手反向用力，由上而下搓动膝部，再换为膝部左右进行搓动，各 3 次。

训练次数：

每条腿前、后、内、外侧各 3 次。

适用人群：

膝关节问题处于初期的人群适用。

锻炼原理：

按摩具有显著的疏通局部关节经络、加快气血运行、解除肌肉痉挛作用。在问题出现初期，是一种非常好的缓解方式。

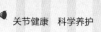

不负重屈伸膝

坐于椅子或床边，双腿自然下垂，慢慢抬起伸直，双手揉搓膝关节。

训练次数：

10 次 / 组，上下午各两组。

适用人群：

膝关节问题处于初、中、晚期的人群均适用。

锻炼原理：

减少负重损伤，活动膝关节，疏通血管。

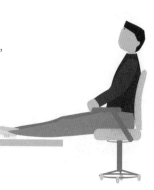

绷腿法

坐姿，身体略向后倾斜，靠在椅背上，双腿用力伸直并绷起脚尖，持续 10 秒。

训练次数：

反复 5 次 / 组，上下午各两组。

适用人群：

膝关节问题处于中期的人群。

锻炼原理：

可锻炼腿部肌肉，增加活动范围，减少负重损伤，力量和活动范围都得到锻炼，修复关节。

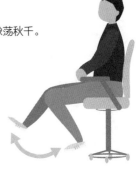

坐位荡腿

坐姿，小腿自然下垂，前后自然摆动，像荡秋千。

训练次数：

交替 10 次 / 组，上下午各两组。

适用人群：

膝关节问题处于中、晚期的人群。

锻炼原理：

增加关节活动度，促进滑膜分泌滑液，具有滑利关节作用，还可放松关节周围的肌肉和韧带。

（2）髋关节

内收练习

仰卧，双手置于体侧，左腿伸直，右腿抬起，向左持续用力，待肌肉疲劳放下，左右互换。

训练次数：

每个动作持续 2～3 分钟，每次 2～3 下，每日 3～5 次。

适用人群：

髋关节问题处于初、中、晚期人群均适用。

锻炼原理：

放松髋关节周围的肌肉和韧带，增加髋关节的活动度，具有疏通作用。

外展练习

仰卧，双手置于腹部，右腿尽力向外展开，持续用力 1 分钟左右，缓慢回收，双腿交替进行。

训练次数：

每个动作重复 3~5 下，每日 3~5 次，次数逐渐增加。

适用人群：

髋关节问题处于初、中、晚期人群均适用。

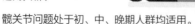

锻炼原理：

放松髋关节周围的肌肉和韧带，增加髋关节的活动度，具有疏通作用。

屈伸练习

仰卧，双手置于体侧，髋关节与膝关节同时屈曲，小腿悬于空中，做髋关节交替屈伸运动。

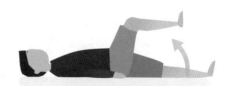

训练次数：

每次 3~5 分钟。每日 3~5 次，次数逐渐增加。

适用人群：

髋关节问题处于初、中、晚期人群均适用。

锻炼原理：

放松髋关节周围的肌肉和韧带，增加髋关节的活动度，具有疏通作用。

髋外旋

仰卧，两腿并拢，一侧屈髋屈膝，逐渐分开
（膝盖向外侧打开）。

训练次数：

10 次 / 组，上下午各两组。

适用人群：

髋关节问题处于初、中、晚期人群均适用。

锻炼原理：

增加髋关节的活动度。

（3）肩关节

摇臂运动

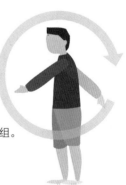

以肩关节为轴，大幅度摇动上肢。

训练次数：

向前向后分别摇动，10 次 / 组，上下午各两组。

适用人群：

肩关节问题处于初期人群。

锻炼原理：

充分放松肩颈肌肉，增加肩关节的活动度与流畅度。促进滑膜分泌
滑液，有显著滑利关节作用。

外展法

以肩关节为轴，外展上肢，由内向外拉动肩关节。

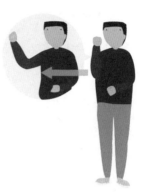

训练次数：

10 次 / 组，上下午各两组。

适用人群：

肩关节问题处于初、中期人群。

锻炼原理：

预防肩部外展受限。

钟摆活动

上肢下垂，手提重物，利用惯性像钟表指针一样惯性摇摆。问题越严重时，提的重物重量相应增加。

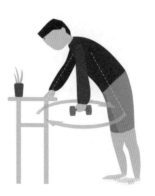

训练次数：

顺时针 20 圈 / 组，逆时针 20 圈 / 组，一天 3 ~ 4 组，间隔时间训练。

适用人群：

肩关节问题处于中、晚期人群，尤其是出现肩周炎问题的人群。

锻炼原理：

疏通周围血管，增加关节间隙，具有润滑作用。促进炎症介质吸收，减轻疼痛。

（4）肘关节

屈伸练习

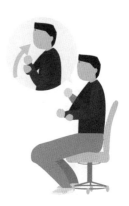

屈曲：保持坐姿，屈肘，拳心朝上，肌肉放松，另一手握住手腕，用力拉向自己。疼痛处停止，疼痛消失再加大角度。

训练次数：

10次/组，上下午各两组。

适用人群：

肩关节问题处于中、晚期人群。

锻炼原理：

提高肘关节活动度与灵活性，改善关节软组织弹性和延展程度，具有润滑作用。

伸展：保持坐姿，伸肘，拳心朝上，肘部支撑固定，小臂悬空。肌肉放松，使肘在自重或重物作用下缓慢下垂伸直。疼痛处停止，疼痛消失再加大角度。

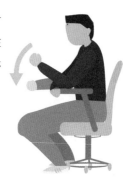

训练次数：

10次/组，上下午各两组。

适用人群：

肩关节问题处于中、晚期人群。

锻炼原理：

提高肘关节活动度与灵活性，改善关节软组织弹性和延展程度，具有润滑作用。

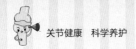

前臂屈伸肌练习

　　手握 1 千克哑铃或重物，掌心朝上，胳膊上抬，之后掌心朝下，胳膊上抬，过程中肘关节与腕关节不转动。

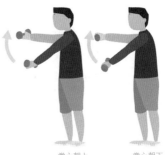

掌心朝上　　　掌心朝下

训练次数：

10 次 / 组，上下午各两组。

适用人群：

肘关节问题处于初、中、晚期人群均适用。

锻炼原理：

分别练习前臂的伸肌和屈肌，可以增加肌力，起润滑和修复作用。

恰当运动

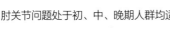

　　成人关节软骨内缺乏血管、神经和淋巴系统，其营养依赖于通过滑液扩散的营养物质。而关节运动时产生压力有利于营养物质在滑膜和软骨基质内的扩散。

　　同时，运动可以刺激软骨细胞新陈代谢，增加蛋白多糖的合成。关节软骨周期性的负重可以通过刺激软骨细胞的合成作用起到对细胞外基质的保护作用。关节制动（失用）可降低软骨细胞的新陈代谢率，导致蛋白多糖的合成减少和软骨量的下降。

　　因此，保持适当的运动，使营养成分顺利进入滑液，并在软骨内进行正常交换，是保护关节健康的重要因素。适度的机械应力使软骨基质合成代谢和分解代谢过程之间保持一定范围的平衡，在特定的被使用的关节内促进二者的循环，对维持关节软骨的形态和功能完整至关重要。

关节活动不足或活动过度，都会导致关节退化。关节软骨在过度负重或长时间不动等情况下的适应能力是有限的，缺乏锻炼、关节长期不使用会导致关节挛缩，而过度的活动和超负荷的机械压力会导致软骨发生异常，并暴露在不恰当的剪切应力下，导致关节破坏，引起诸多关节不适，逐渐发展成骨关节疾病。所以，并不是不活动就能减少关节损耗，也不是活动强度大、时间长就能有更好的效果，一定要选择适度的、循序渐进的运动方式，才能达到保护关节和有益健康的目的。

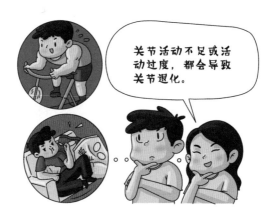

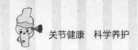

　　而且，在运动前，一定要充分热身，做好准备活动，轻缓的拉伸和放松必不可少，筋骨舒展了才能更好地进行后续的活动，也能避免运动时肌肉拉伤和关节韧带扭伤。

　　游泳是国内外骨伤科、康复科、推拿科医生推荐的最佳运动方式，由于它有与陆地运动完全不同的浮力、阻力、静水压力和热能传递等特点，可以在提高肌力、关节屈伸度、减轻疼痛、改善心血管功能的同时，最大限度地抵消机械性负重

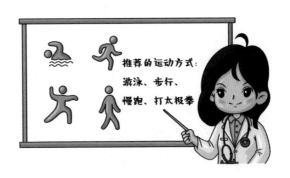

给关节带来的压力，而且简单易行，依从性好，适用于绝大多数关节不适的人群，是一种首选的自我运动方式。

　　步行、慢跑、骑车、跳广场舞、打太极拳等也是比较常见的运动方式，但我们需要根据具体病情进行个体化的选择和运动强度的合理控制。

物理保健

　　物理疗法对于缓解关节的亚健康状态有着不可比拟的优

越性，随着科技进步，各种物理疗法设备层出不穷，它们通过电疗、磁疗、红外线、超声波、半导体激光、蜡疗等方式作用于颈、肩、腰、腿等部位，温经通络、改善血液循环、促进有害物质代谢、消炎镇痛、松解粘连，是改善关节不适常见的辅助方式之一。

物理疗法

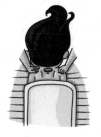 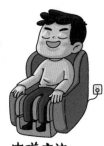 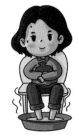

温热疗法　　　　　电磁疗法　　　　　外洗疗法

温热疗法：通过红外线灯、暖宝、盐袋、蜡疗等方式，或辅以按摩揉搓不适处，祛寒止痛，改善局部血液循环，加速关节内酸性物质代谢。

电磁疗法：如简易电动按摩椅，消肿、止痛，改善局部血液循环。

外洗疗法：通过泡脚、湿热外敷、中药外洗的方式，活血通络、祛寒止痛，消肿胀，改善局部气血运行。但当出现急性发热肿胀症状时不宜采用此方式。

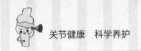

合理饮食

《素问·痹论》中认为痹证的产生与饮食和生活居处密切相关，正所谓"饮食居处，为其病本"。痹证的发生是患者自身体质、生活习惯、外界气候条件等因素综合作用的结果。

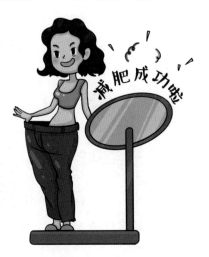

（1）保持理想体重

对超重或肥胖进行干预对保护关节、减缓关节退变非常重要。控制体重是减轻关节负重（尤其是膝关节）的最直接方法，不仅可以减缓关节软骨和软骨下骨的变性、磨损，还能有效控制肥胖带来的脂质代谢异常、糖耐量异常等并发症，全面改善身体各项功能。

（2）合理饮食

结构化合理的饮食方案不仅是控制体重成功的关键，还是补充关节营养、维护关节健康的长期策略。首先应该保证规律饮食，忌过饥或过饱，控制每日饮食总量，既给予机体充足的营养，又要控制好各类食物的摄入量。其次是饮食要均衡，种类多样。蔬菜和水果中含有多种人体日常所需的生物活性成分、维生素和矿物质，要保证每日充足摄入。另外，应少食生冷、油腻、高盐、高糖和辛辣刺激的食物，少饮酒、少食咖啡制品和碳酸饮料都能在某些方面减少骨量流失，保护关节健康。

（3）合理补钙

在人体所需的众多营养物质中，一提到骨关节问题，人们第一个想到的往往就是补钙。对我国居民营养与健康现状的调查显示，从生长发育迅速的儿童，至生理功能逐渐减退的中老年人，所有年龄阶段人群的钙摄入量普遍偏低。

保证骨骼中充足的钙含量，对骨关节问题的预防和进行性治疗尤为重要。钙缺乏所引起的骨质疏松与骨关节炎等骨关节疾病通过生物力学、分子生物学和遗传基因等多种机制

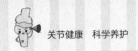
相关联，尤其是骨质疏松引起的软骨下骨骨小梁的破坏和分解代谢中产生的细胞因子和趋化因子，影响与其相邻的关节软骨结构完整性降低、导致炎症发生，大大提升了骨关节疾病的发生率，因此要合理补充钙质。

可见，各年龄阶段的人都应注重维持体内合理的钙含量，合理补充钙质可以有效预防骨质疏松、骨关节炎等多种疾病的发生，所以，补钙要趁早，还要科学。

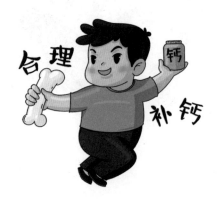

生活习惯

关节不适与气候和生活环境的变化密切相关。风、寒、湿最易侵袭机体引起关节不适，当关节受风、受凉、受潮时，血液循环减慢，疼痛往往加重。所以平素应注意避风、防寒、防潮，不可久居湿地，尤其是天气寒冷或气候骤变时，更应注意保暖，必要时增衣添物，防止关节被邪气侵袭。运动、劳作、酒后汗出时，切忌冷水冲洗，或睡眠时吹风贪凉。

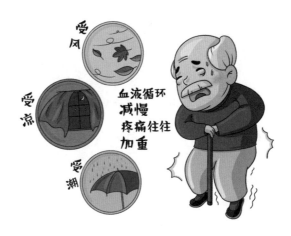

注意减少蹲、跪、盘腿等增加关节负重的活动和不良姿势，常常变换姿势和体位，避免久坐或久站。尤其是从事一些固定坐姿和蹲、跪姿势的工作时，可以通过交替跪式、蹲

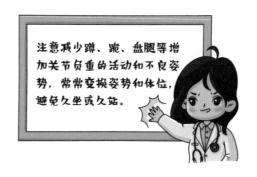

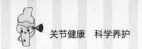

式、坐式、减少工作时间、使用劳动辅助用具和关节护具等措施将关节所承受的负荷卸载或重新分配。随着年龄的增大，应尽量避免提重物、爬高、频繁地上下楼和爬山等活动，以免造成关节损伤。

还有一些上文中未提到的危险因素，加强对这些风险因素的管理，也有利于关节健康。

> 女性群体应尽量避免长时间穿高跟鞋，减轻重力对关节冲击造成的关节磨损，推荐穿鞋底松软、有弹性的鞋。
>
> 应尽量做到不吸烟、避免被动吸烟，尤其是青少年群体，正值生长发育、身体获得骨量的关键时期，吸烟可影响骨量的获得，提高关节退行性改变和骨质疏松发生的风险。

当发现有关节问题时，应积极应对，防止进一步发展。坚持科学的功能锻炼，提高机体抵御外邪的能力。久病患者应避免情绪低落、焦虑、绝望，要保持乐观向上的心态，注意保证休息时间，根据自己的情况坚持科学的康复锻炼。

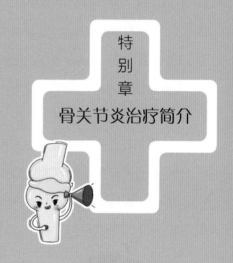

特别章

骨关节炎治疗简介

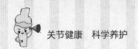

若不能有效地保护关节，随着关节不适的加剧，将最终演变为骨关节炎。骨关节炎好发于中老年人群，发病率高，65 岁以上的人群中超过 50% 为骨关节炎患者，累及部位包括膝、髋、踝、手和脊柱（颈椎、腰椎）等关节。

骨关节炎的临床症状主要有关节疼痛及压痛、关节活动受限、关节畸形、骨摩擦音、肌肉萎缩等。X 线检查表现为：受累关节非对称性关节间隙变窄，软骨下骨硬化和（或）囊性变，关节边缘骨赘形成。

骨关节炎的治疗目的是缓解疼痛，延缓疾病进展，矫正畸形，改善或恢复关节功能，提高患者生活质量，并不能达到根治，因此关节不适的科学养护就显得尤为重要。

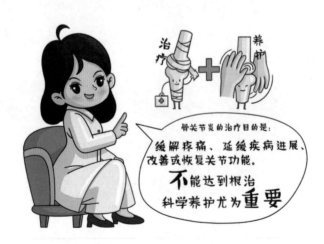

骨关节炎的总体治疗原则是依据患者年龄、性别、体重、自身危险因素、病变部位及程度等选择阶梯化和个体化治疗。

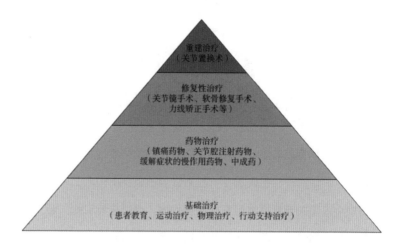

患者一旦服用非甾体类抗炎及镇痛药物，就需长期服药，且有较多不良反应。关节腔注射药物可有效缓解疼痛，改善关节功能，但该方法是侵入性治疗，可能会增加感染的风险，必须严格无菌、规范操作，而且必须按疗程多次注射。

非甾体类抗炎药（NSAIDs）药物治疗的危险因素评估

序号	上消化道不良反应高危患者	心、脑、肾不良反应高危患者
1	高龄（年龄 > 65 岁）	高龄（年龄 > 65 岁）
2	长期应用	脑血管病史（有过中风史或目前有一过性脑缺血发作）
3	口服糖皮质激素	心血管病史

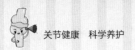
续表

序号	上消化道不良反应高危患者	心、脑、肾不良反应高危患者
4	上消化道溃疡、出血病史	肾脏病史
5	使用抗凝药	同时使用血管紧张素转换酶抑制剂及利尿剂
6	酗酒史	冠脉搭桥术围手术期（慎用NSAIDs类药物）

随着病情的发展，当药物不能很好地缓解症状时，只能采用修复性治疗和重建治疗，包括修复矫正手术和人工关节置换。人工关节置换术可有效缓解疼痛，改善关节功能，但存在翻修风险，并可能出现并发症，有一定松动率，仅适合骨关节炎后期。

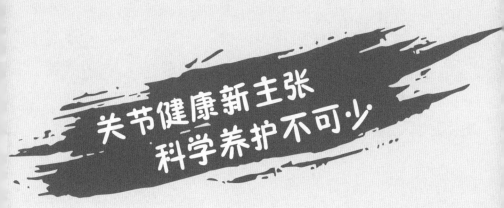
关节健康新主张
科学养护不可少